Infermiera

della Neonatologia

La Guida Completa

SILVIA REALI

Indice dei contenuti

« *Neonatologia: quando gli esseri umani sono disponibili in versione mini e si devono ancora installare gli aggiornamenti!.* »

Introduzione

La magia della neonatologia: capire la sua importanza

Dal primo momento in cui un neonato apre gli occhi sul mondo, la neonatologia entra in scena. Non è solo una branca della medicina o una serie di protocolli medici, è la culla dove la scienza incontra l'arte, dove la tecnica incontra l'istinto, dove ogni respiro, ogni battito cardiaco è un miracolo in sé.

La neonatologia è l'incontro di due mondi: il vasto mondo della medicina e il piccolo mondo del neonato. E in questo spazio, dove i gesti devono essere allo stesso tempo precisi e delicati, dove le decisioni vengono prese in un batter d'occhio, si nasconde una forma di magia. Questa magia non può essere spiegata solo da cifre, diagnosi o apparecchiature all'avanguardia. Sta nella capacità di ridare speranza, di portare conforto, di creare un legame indissolubile tra un bambino e i suoi genitori, a volte anche prima che questi ultimi abbiano avuto la possibilità di tenerlo tra le braccia.

Per comprendere veramente l'importanza della neonatologia, dobbiamo riconoscere che è molto più di una disciplina medica. È l'espressione vivente del nostro desiderio collettivo di proteggere, curare e custodire la vita nei suoi momenti più fragili. Ogni professionista della neonatologia, dall'infermiera che monitora la temperatura dell'incubatrice al medico che valuta i segni vitali, ha una missione: garantire che ogni neonato, indipendentemente dalle sfide che deve affrontare, abbia la migliore possibilità di iniziare la vita.

Se si guarda più da vicino, la magia della neonatologia è ovunque: nel calore di una mano rassicurante, nel dolce sussurro di una ninna nanna cantata all'orecchio di un bambino, nell'orgoglio di un'équipe nel vedere un bambino lasciare l'unità in piena salute. Questa magia è un riflesso della nostra umanità, della nostra dedizione e della nostra profonda comprensione del fatto che ogni vita, per quanto piccola, ha un valore inestimabile.

L'infermiera neonatale : un ruolo centrale

Nel cuore dell'unità neonatale, dove la vita si esprime con forza e fragilità sorprendenti, l'infermiera è un pilastro. La loro presenza è rassicurante ed essenziale, perché spesso sono il primo contatto umano, la prima voce gentile, il primo tocco per questi bambini che sono appena entrati in questo mondo.

Molto più che semplici assistenti, le infermiere neonatali sono osservatrici, custodi della vita nel senso più puro del termine. Sono i testimoni silenziosi dei primi battiti del cuore, dei primi sorrisi, ma anche dei momenti di dolore e di sfida. Sono coloro che, giorno dopo giorno, notte dopo notte, stanno accanto a queste piccole creature, offrendo loro le cure, l'attenzione e l'amore di cui hanno bisogno.

L'infermiere neonatale non si limita a somministrare farmaci o a monitorare i progressi del bambino. È un sottile interprete dei segnali che questi neonati, ancora incapaci di parlare, trasmettono. Una leggera variazione di colore, un cambiamento del ritmo respiratorio, un comportamento insolito: nulla sfugge al loro occhio esperto. Grazie al loro know-how e alla loro sensibilità, le infermiere sono in grado di capire cosa provano i neonati e di rispondere alle loro esigenze con una precisione straordinaria.

Ma questo ruolo centrale va ben oltre l'assistenza puramente medica. L'infermiere fornisce anche un supporto infallibile ai genitori, che spesso sono sconvolti e preoccupati. È l'infermiera che li guida, li rassicura, li informa e li accompagna in questa avventura piena di emozioni e incertezze. A volte confidente, a volte educatore, l'infermiere neonatale crea legami profondi e duraturi con queste famiglie, diventando un anello essenziale nella catena di cure e amore che circonda questi bambini.

Essere un'infermiera neonatale significa abbracciare una missione di vita. Significa scegliere di essere presenti, quando la vita inizia, per garantire che ogni bambino, qualunque sia la sua situazione, abbia il miglior inizio possibile. Significa scegliere di mettere il suo cuore, la sua anima e le sue competenze al servizio di queste piccole vite, che a loro volta offrono una fonte inesauribile di ispirazione, gratitudine e meraviglia.

Capitolo 1

IL PERCORSO PROFESSIONALE DELL'INFERMIERE IN NEONATOLOGIA

Come prepararsi per una carriera in neonatologia

La neonatologia è un campo della medicina specializzato ed esigente, ma offre anche ricompense incomparabili. Per coloro che sono attratti da questo campo, la preparazione per una carriera di successo in neonatologia richiede una combinazione di formazione formale, esperienza pratica e sviluppo personale. Ecco i passi da compiere per prepararsi adeguatamente:

- Formazione iniziale e specializzazione :
    - Inizia con una formazione in infermieristica o in medicina, a seconda che voglia diventare infermiere neonatale o neonatologo.
    - Per i medici, una volta conseguita la laurea in medicina, dovrà completare una specializzazione in pediatria, seguita da una sottospecializzazione in neonatologia.
    - Gli infermieri dovrebbero prendere in considerazione la specializzazione o la certificazione in infermieristica neonatale.
- Esperienza clinica :
    - Lavorare in ambienti pediatrici per conoscere l'assistenza ai neonati e ai bambini.
    - Effettuare tirocini o rotazioni nelle unità di terapia intensiva neonatale (NICU) per acquisire un'esperienza diretta.
- Sviluppare le soft skills:
    - La neonatologia non è solo una questione di competenze tecniche; richiede anche compassione, pazienza e ottime capacità di comunicazione. Una formazione sulla comunicazione medica o sul supporto emotivo può essere utile.
    - Imparare a lavorare come parte di un team. La neonatologia è collaborativa, spesso

coinvolge specialisti, terapisti, assistenti sociali e, naturalmente, le famiglie.

Formazione continua :

La medicina cambia velocemente. Partecipi regolarmente a conferenze, workshop e corsi per tenersi aggiornato sulle ultime ricerche e tecniche in neonatologia.

Collegamento in rete :

Si unisca alle organizzazioni professionali legate alla neonatologia. Non solo la terrà aggiornata sulle ultime tendenze, ma le darà anche l'opportunità di incontrare mentori e colleghi con cui scambiare idee ed esperienze.

Prendersi cura di sé:

La neonatologia può essere emotivamente impegnativa. È essenziale sviluppare strategie di resilienza, attraverso la meditazione, l'esercizio fisico, la terapia o altri metodi per gestire lo stress ed evitare il burn-out.

Partecipare alla ricerca :

Se è appassionata del miglioramento continuo dell'assistenza neonatale, prenda in considerazione la possibilità di essere coinvolta in studi clinici o progetti di ricerca. Questo non solo può contribuire a far progredire il campo, ma anche a creare la sua reputazione di esperto.

Etica e sensibilità culturale :

Acquisire una solida comprensione delle questioni etiche legate alla cura dei neonati. Inoltre, data la diversità delle famiglie che incontrerà, anche la formazione sulla sensibilità culturale può essere preziosa.

Prepararsi per una carriera in neonatologia richiede tempo, impegno e profonda dedizione. Ma per coloro che sono chiamati in questo campo, il privilegio di accompagnare i neonati e le loro famiglie in momenti così cruciali ed emotivi è una ricompensa in sé.

Competenze chiave
per eccellere nel campo

La neonatologia, come altre specialità mediche, richiede un insieme unico di competenze per garantire un'assistenza di qualità ai neonati e un supporto alle loro famiglie. Per eccellere in questo campo, ecco alcune competenze essenziali da sviluppare e perfezionare:

- Competenza clinica:
    - Conoscenza approfondita della fisiologia e della patologia neonatale.
    - Capacità di utilizzare e interpretare apparecchiature mediche sofisticate.
    - Padronanza delle procedure mediche specifiche della neonatologia.
- Osservazione ravvicinata:
    - I neonati non possono esprimere verbalmente il loro disagio. È quindi fondamentale avere un'acuta capacità di osservazione per individuare i sottili segnali di disagio o di malattia.
- Capacità di comunicazione:
    - Spiegare situazioni mediche complesse c o n chiarezza e calma ai genitori e alle famiglie.
    - Lavorare efficacemente con un team multidisciplinare, compresi altri medici, infermieri, terapisti e assistenti sociali.
- Empatia e compassione:
    - Fornire assistenza con compassione, comprendendo e rispettando le emozioni dei genitori e delle famiglie.

Gestione dello stress:

Ω La neonatologia può essere carica di emozioni. Essere in grado di gestire lo stress e di prendere decisioni rapide in situazioni di emergenza è essenziale.

Competenza etica:

Ω Quando ci si trova di fronte a situazioni delicate come le decisioni di fine vita o i dilemmi medici complessi, una solida comprensione delle questioni etiche è fondamentale.

Sviluppo professionale continuo:

Ω La volontà e la capacità di tenersi aggiornati sulle ultime ricerche, tecniche e pratiche in neonatologia.

Capacità organizzative:

Ω Gestire diversi pazienti in modo efficiente, assicurandosi che ogni neonato riceva l'assistenza giusta al momento giusto.

Consapevolezza culturale:

Ω Comprendere e rispettare le diverse culture e credenze delle famiglie, poiché ciò può influenzare le decisioni mediche e le preferenze di cura.

Resilienza emotiva:

Ω Si prepari ad affrontare situazioni emotivamente intense, come la perdita di pazienti o complicazioni mediche inaspettate.

Approccio centrato sul paziente:

Ω Dare sempre la priorità al benessere del neonato, assicurandosi che l'assistenza sia adattata alle esigenze individuali del paziente e della sua famiglia.

Combinando queste competenze con la passione per il benessere dei neonati e l'impegno per l'eccellenza clinica, ogni professionista della neonatologia sarà in grado di fornire un'assistenza eccezionale e di fare una differenza significativa nella vita dei suoi pazienti e delle famiglie.

Sviluppo della carriera : specializzazioni, insegnamento, gestione

La carriera in neonatologia, come in molti campi medici, è ricca e varia, e consente ai professionisti di progredire e specializzarsi in base ai propri interessi e aspirazioni. Ecco alcune strade per lo sviluppo della carriera in questo campo entusiasmante:

- Specializzazioni più approfondite:
    - **Medicina fetale**: Focus sulla diagnosi, la consultazione e il trattamento delle malattie fetali.
    - **Neuroneonatologia**: specializzazione nella cura neurologica dei neonati, con particolare attenzione ai disturbi del cervello e del sistema nervoso.
    - **Cardio-neonatologia**: si concentra sui disturbi cardiaci congeniti e acquisiti nei neonati.
- Ricerca clinica :
    - I professionisti possono scegliere di essere maggiormente coinvolti nella ricerca, contribuendo al progresso delle conoscenze, delle tecniche e dei trattamenti in neonatologia.
- Istruzione e formazione :
    - Insegnare alla prossima generazione di neonatologi o infermieri neonatali negli istituti accademici.
    - Partecipare a seminari, workshop e conferenze come relatore o formatore.
- Gestione e leadership :
    - **Capo reparto**: guida un team di neonatologi, infermieri e altri professionisti sanitari in un'unità di terapia intensiva neonatale.
    - **Amministratore ospedaliero**: gestisce e supervisiona le attività di un reparto di neonatologia o di un'unità specialistica

all'interno di un ospedale o di un centro medico.

- **Consulente di politica sanitaria**: lavora con i responsabili politici per influenzare e formulare le politiche relative alla salute neonatale.
- Consultazione :
  - In qualità di esperto in neonatologia, fornisce servizi di consulenza ad altri ospedali, cliniche o istituzioni, guidando lo sviluppo e il miglioramento della pratica clinica.
- Sviluppo internazionale e lavoro umanitario:
  - Collaborare con le organizzazioni internazionali per migliorare l'assistenza neonatale nelle regioni in via di sviluppo o in crisi.
  - Partecipare a missioni mediche di breve durata per fornire assistenza specialistica in regioni bisognose.
- Tecnologia medica e innovazione :
  - Collaborare con l'industria medica per sviluppare e testare nuove attrezzature, strumenti e tecnologie adatte all'assistenza neonatale.

Lo sviluppo della carriera in neonatologia offre molte opportunità di specializzarsi, di assumere responsabilità di leadership, di influenzare la direzione futura del settore e, soprattutto, di continuare a fare una differenza significativa nella vita dei pazienti e delle loro famiglie.

28

Capitolo 2

IMMERGERSI NELL'UNIVERSO NEONATOLOGIA

Origini e storia della neonatologia

La neonatologia, sebbene sia considerata una specialità medica relativamente recente, ha radici che risalgono a diversi secoli fa. L'evoluzione di questa specialità riflette la storia della medicina stessa, segnata da progressi tecnologici, scoperte scientifiche e un impegno crescente per la salute dei neonati.

- Dall'antichità al Rinascimento:
    Sebbene la cura dei neonati sia sempre stata una preoccupazione dell'uomo, i metodi erano in gran parte basati sulla tradizione, sulla superstizione e sull'osservazione empirica. Gli scritti di Ippocrate, Aristotele e altri medici dell'antichità riportano consigli sulla cura dei neonati.
- 17° e 18° secolo:
    Le "incubatrici" hanno fatto la loro comparsa in Europa, ispirandosi alle incubatrici utilizzate negli allevamenti di pollame. Questi primi dispositivi erano rudimentali, ma mostravano un riconoscimento della vulnerabilità dei neonati prematuri.
- XIX secolo:
    Con l'avvento dell'era industriale, le mostre e le fiere presentavano "incubatrici" con bambini prematuri, attirando l'attenzione del pubblico sui bisogni dei bambini prematuri.
    Nel 1880, il dottor Étienne Stéphane Tarnier introdusse la prima incubatrice ospedaliera per i neonati prematuri alla Maternité de Paris, segnando una svolta nell'assistenza medica dei neonati.
- 20° secolo:
    La prima metà del secolo ha visto l'avvento degli antibiotici, che hanno migliorato

notevolmente i tassi di sopravvivenza dei neonati infetti.

Negli anni '60, con l'avvento della ventilazione meccanica e del monitoraggio continuo, iniziarono a diffondersi le unità di terapia intensiva neonatale (NICU), che offrivano cure specialistiche ai neonati.

Nel corso dei decenni, la ricerca e l'innovazione hanno portato a continui miglioramenti, in particolare nelle aree della nutrizione neonatale, della gestione respiratoria e della neuroprotezione.

21° secolo:

L'accento è posto su un approccio olistico all'assistenza neonatale. Non si tratta solo di sopravvivenza, ma anche della qualità di vita a lungo termine dei neonati.

La medicina basata sull'evidenza sta diventando la norma, con protocolli e linee guida elaborati sulla base di studi clinici rigorosi.

Viene riconosciuta l'importanza di un'assistenza incentrata sulla famiglia, con un maggiore coinvolgimento dei genitori nell'assistenza e nel processo decisionale.

La neonatologia, come specialità medica dedicata, ha solo pochi decenni di vita. Tuttavia, le radici della preoccupazione e della cura dei neonati risalgono alla notte dei tempi. I progressi compiuti nel corso dei secoli riflettono non solo gli sviluppi della scienza e della tecnologia, ma anche una crescente comprensione e apprezzamento della vita dei più vulnerabili tra noi.

Struttura e organizzazione un'unità neonatale

Un'unità neonatale è un ambiente specializzato dedicato alla cura dei neonati, in particolare quelli nati prematuri, con condizioni congenite o complicazioni durante o dopo la nascita. La struttura e l'organizzazione di queste unità sono progettate per soddisfare le esigenze uniche dei pazienti, promuovendo al contempo l'efficienza, la sicurezza e la collaborazione tra gli operatori sanitari.

Zoning :

Unità di terapia intensiva neonatale (NICU): Per i neonati che necessitano di cure intensive, monitoraggio costante e interventi medici specialistici.

Unità di cure intermedie: per i neonati che non necessitano più di cure intensive, ma che non sono ancora pronti per essere trasferiti in pediatria o mandati a casa.

Spazio per i genitori: Aree dedicate ai genitori per riposare, nutrire e passare del tempo con il loro bambino.

Attrezzatura e tecnologia :

Incubatrici: forniscono un ambiente controllato in termini di temperatura, umidità e ossigeno.

Ventilatori: per assistere la respirazione dei neonati.

Monitor: per il monitoraggio continuo della frequenza cardiaca, della saturazione di ossigeno, della pressione sanguigna e di altri parametri vitali.

Apparecchiature per la fototerapia: per trattare l'ittero neonatale.

Pompe e attrezzature per l'alimentazione: per fornire nutrimento ai bambini che non possono ancora essere allattati al seno o alimentati normalmente.

Personale :

Neonatologi: pediatri specializzati nella cura dei neonati.

Infermieri neonatali: formati specificamente per la cura dei neonati, svolgono un ruolo centrale nell'assistenza e nel monitoraggio quotidiano.

Terapisti respiratori: specialisti nella gestione delle esigenze respiratorie dei neonati.

Nutrizionisti: per garantire che ogni neonato riceva un'alimentazione adeguata.

Farmacisti: per gestire e consigliare i farmaci specifici per la neonatologia.

Assistenti sociali e psicologi: per sostenere le famiglie nelle sfide emotive e logistiche.

Consulenti specializzati: inclusi cardiologi, neurologi, chirurghi pediatrici, a seconda delle esigenze del paziente.

Collaborazione con altri dipartimenti:

Stretto collegamento con l'unità di maternità, la chirurgia pediatrica, il laboratorio, la radiologia e altri reparti per garantire un'assistenza completa.

Sostegno alle famiglie :

Programmi di educazione per i genitori sulla cura dei neonati, sull'allattamento al seno, sull'alimentazione, ecc.

Aree dedicate all'allattamento al seno, al contatto pelle a pelle e al coinvolgimento dei genitori nell'assistenza.

Protocolli e procedure :

Linee guida basate sull'evidenza per la gestione di una serie di condizioni e situazioni, dalla respirazione e dalla nutrizione alle infezioni.

L'organizzazione di un'unità neonatale riflette la complessità e la specificità delle esigenze dei neonati. Ogni elemento - attrezzature, personale e procedure - è progettato per garantire la migliore assistenza possibile a questi pazienti particolarmente vulnerabili e alle loro famiglie.

Attrezzatura essenziale : dalle incubatrici ai monitor cardiaci

La neonatologia è un settore in cui la tecnologia e le apparecchiature giocano un ruolo cruciale. Ogni dispositivo è progettato per soddisfare le esigenze specifiche dei neonati, in particolare di quelli prematuri o con problemi di salute. Queste apparecchiature non solo salvano le vite, ma migliorano anche la qualità della vita dei neonati durante la loro permanenza in ospedale.

Incubatori :
   Funzione: le incubatrici creano un ambiente controllato per i neonati, regolando la temperatura, l'umidità e, a volte, l'ossigeno. Inoltre, proteggono i neonati da infezioni, rumore e luce eccessiva.
   Tipi: ci sono incubatrici standard, incubatrici trasportabili per il trasferimento dei neonati tra gli ospedali e incubatrici con sistemi di fototerapia integrati.
Ventilatori neonatali :
   Funzione: questi dispositivi forniscono assistenza respiratoria ai neonati che non possono respirare autonomamente. Sono progettati per fornire aria e ossigeno con una

delicatezza adeguata alla fragilità dei polmoni dei neonati.

Tipi : Ventilatori a pressione positiva, CPAP (pressione positiva continua delle vie aeree), ventilatori ad alta frequenza.

Monitor cardiaci :

Funzione: monitorano continuamente la frequenza cardiaca del bambino, rilevando eventuali irregolarità o aritmie.

Caratteristiche: dotati di schermi per visualizzare la frequenza cardiaca in tempo reale, di allarmi per segnalare le anomalie e, a volte, integrati nei sistemi di monitoraggio globale.

Monitor della saturazione di ossigeno :

Funzione: misurano la quantità di ossigeno nel sangue del bambino, spesso utilizzando un sensore posizionato sul piede o sulla mano.

Caratteristiche: questi monitor utilizzano la tecnologia della pulsossimetria e sono essenziali per il monitoraggio dei neonati con supporto ventilatorio.

Apparecchiature per la fototerapia :

Funzione: utilizzati per trattare l'ittero (iperbilirubinemia) nei neonati, emettono una luce blu che trasforma la bilirubina in una forma che il corpo del bambino può eliminare.

Tipi : Lampade per fototerapia, materassi per fototerapia, unità integrate nelle incubatrici.

Pompe di alimentazione e sonde :

Funzione: per i bambini che non possono essere allattati al seno o che hanno bisogno di una nutrizione specifica, questi dispositivi consentono di somministrare latte o soluzioni nutritive direttamente nello stomaco o nell'intestino.

- **Tipi** : Pompe di alimentazione enterale, tubi nasogastrici, tubi orogastrici.
- Tavoli di riscaldamento :

  Funzione: a differenza delle incubatrici, questi tavoli aperti sono riscaldati per mantenere la temperatura corporea del bambino. Sono spesso utilizzati durante le procedure mediche o per i neonati che necessitano di un facile accesso per le cure intensive.

La precisione, l'affidabilità e la sicurezza sono al centro della progettazione di queste apparecchiature. Per gli operatori sanitari neonatali, la padronanza di questi strumenti è essenziale per fornire un'assistenza ottimale ai neonati. Ogni dispositivo, semplice o complesso, ha il potenziale per fare una differenza significativa nella vita di un bambino e della sua famiglia.

Capitolo 3

LA VITA QUOTIDIANA DI UN'INFERMIERA IN NEONATOLOGIA

Le prime ore :
ammissione e valutazione iniziale

Il ricovero di un neonato in un'unità neonatale è un periodo cruciale. Le prime ore dopo la nascita sono cruciali per la salute e il benessere del bambino. La valutazione iniziale svolge un ruolo essenziale nel determinare le esigenze immediate del bambino e nel mettere in atto un piano di assistenza adeguato.

Arrivo nell'unità neonatale :

Trasferimento: che sia dalla sala parto, da un'altra unità ospedaliera o da un'altra struttura, il trasferimento deve essere effettuato con cura, spesso utilizzando un'incubatrice trasportabile per garantire un ambiente stabile al neonato.

Accoglienza da parte del team: non appena il bambino arriva, il team di neonatologia è pronto a intervenire. Questo team comprende generalmente un neonatologo, infermieri specializzati e, se necessario, un terapista respiratorio.

Valutazione iniziale :

Stato respiratorio: la valutazione della respirazione è essenziale. Vengono osservati la frequenza e il ritmo della respirazione, nonché l'eventuale cianosi (sfumatura bluastra della pelle) o altri segni di sofferenza respiratoria.

Frequenza cardiaca e tono: vengono valutate la regolarità e la forza del polso, nonché il tono muscolare del bambino.

Temperatura corporea: è fondamentale mantenere una temperatura corporea stabile. I neonati vengono spesso posti sotto una fonte di calore per evitare l'ipotermia.

Aspetto fisico: cerchiamo eventuali malformazioni, segni di prematurità o altre anomalie.

Procedure iniziali :

Installazione di monitor: il bambino viene spesso collegato a monitor per il monitoraggio continuo del cuore e della saturazione di ossigeno.

Campioni di sangue: I campioni di sangue possono essere prelevati per analizzare la glicemia, la bilirubina e altri parametri essenziali.

Inserimento di porte di accesso: una linea venosa periferica, un catetere ombelicale o un tubo di alimentazione possono essere inseriti secondo necessità.

Assistenza respiratoria: se necessario, il bambino può essere sottoposto a CPAP, ventilatore o ossigeno supplementare.

Comunicazione con la famiglia :

Informazione iniziale: Appena possibile, i genitori vengono informati sullo stato di salute del bambino, sugli interventi effettuati e sulle prospettive a breve termine.

Sostegno emotivo: il ricovero di un neonato nell'unità neonatale può essere un'esperienza traumatica per i genitori. Il personale offre sostegno, risponde alle domande e fornisce rassicurazioni, ove possibile.

Le prime ore nell'unità neonatale sono un balletto medico in cui ogni passo è vitale. Con abilità e compassione, l'équipe neonatale si impegna a garantire che ogni neonato riceva le cure più appropriate, gettando le basi per un'assistenza di successo nei giorni e nelle settimane a venire.

La routine quotidiana :
cura, alimentazione, monitoraggio

Quando si entra nell'unità neonatale nelle prime ore del mattino, il dolce mormorio dei monitor cardiaci e il bagliore sommesso delle incubatrici creano un'atmosfera al tempo stesso rasserenante e intensa. Qui, ogni giorno è un momento delicato di cura, alimentazione e monitoraggio costante, che assicura il benessere dei più piccoli e vulnerabili tra noi.

La mattinata inizia spesso con una serie di trattamenti di routine. Con movimenti delicati ma sicuri, l'infermiera pulisce delicatamente ogni bambino, cambia il pannolino e fa dei massaggi delicati per stimolare la circolazione e il benessere. Questi momenti di contatto fisico sono essenziali, in quanto promuovono non solo la salute fisica del bambino, ma anche il legame emotivo, una componente cruciale della crescita e dello sviluppo.

L'alimentazione è centrale in questa routine. Ogni neonato ha esigenze nutrizionali specifiche. Alcuni, che sono pronti a succhiare, vengono allattati al seno direttamente dalla madre o con il biberon. Per altri, soprattutto quelli nati prematuri o con difficoltà di alimentazione, la nutrizione può essere somministrata tramite un sondino. Le infermiere si prendono il tempo di misurare ogni quantità, assicurando che ogni bambino riceva esattamente ciò di cui ha bisogno per crescere e rafforzarsi.

Il monitoraggio è costante durante tutta la giornata. Ogni segnale acustico di un monitor, ogni piccola variazione nelle letture, viene immediatamente annotata e valutata. Monitor cardiaci, ossimetri e altre apparecchiature suonano una melodia continua, che riflette il ritmo vitale di ogni bambino. I medici e le infermiere si spostano da un'incubatrice all'altra, controllando i segni vitali, regolando i farmaci o semplicemente osservando, sempre alla ricerca del minimo segno di disagio o cambiamento.

Ma oltre alle cure fisiche, la routine quotidiana nell'unità neonatale è fatta anche di momenti di tenerezza. I genitori, spesso ansiosi, trovano conforto nel loro bambino, accarezzando delicatamente la sua manina o sussurrandogli parole d'amore all'orecchio. Questi momenti, per quanto brevi, sono essenziali per il benessere emotivo del bambino e della sua famiglia.

Spesso la giornata finisce come è iniziata: con calma e determinazione. Con ogni cura, ogni pasto e ogni sorveglianza, l'équipe neonatale lavora instancabilmente per garantire che ogni giorno sia un altro passo verso casa per questi neonati. E in questo viaggio, ogni routine, ogni gesto quotidiano, è un atto di amore e dedizione.

Interazione con i genitori : un ruolo di supporto e di educazione

Nel mondo medicalizzato della neonatologia, in cui le incubatrici ronzano e i monitor fanno bip, un elemento rimane essenziale e insostituibile: il legame tra i genitori e il loro neonato. Per il personale infermieristico, facilitare e rafforzare questo legame è un compito cruciale quanto l'assistenza medica fornita ai neonati. L'interazione con i genitori ha due dimensioni: il sostegno emotivo e l'educazione.

La nascita di un bambino che necessita di cure neonatali è spesso uno shock per i genitori. L'ambiente ospedaliero, i tubi e i cavi e l'incertezza sulla salute del bambino possono provocare paura, confusione e senso di colpa. L'infermiera neonatale è spesso la prima a stabilire un legame di fiducia con i genitori, offrendo loro un orecchio attento e un sostegno emotivo. Fornisce rassicurazioni, guidando i genitori nei primi contatti con il bambino, incoraggiandoli a toccare, parlare e cantare con il loro bambino, rafforzando un legame essenziale.

Ma oltre al supporto, l'infermiera svolge anche un ruolo cruciale nell'educazione. Introduce i genitori alle cure di base del neonato, insegna loro a riconoscere i segni di benessere o di sofferenza e li informa sui vari trattamenti e procedure a cui il bambino può essere sottoposto. Questo trasferimento di conoscenze è fondamentale, in quanto permette ai genitori di sentirsi coinvolti, competenti e fiduciosi nella cura del loro bambino, sia in ospedale che a casa.

Le sessioni di formazione possono riguardare una varietà di argomenti, dall'alimentazione alla stimolazione precoce e ai metodi per calmare un neonato irrequieto. E mentre i genitori imparano tecniche e gesti, imparano anche a leggere e capire il loro bambino, a decifrare ogni pianto, ogni sorriso, ogni movimento.

Ci sono anche momenti in cui l'infermiere deve affrontare questioni più delicate, come complicazioni mediche, prospettive a lungo termine o decisioni terapeutiche difficili. In questi momenti, l'onestà, la compassione e la chiarezza sono essenziali.

Le interazioni con i genitori in neonatologia sono una danza delicata tra la testa e il cuore. L'infermiera apporta conoscenze e competenze, ma anche empatia e compassione. E attraverso questo prisma, vede non solo un bambino che ha bisogno di cure mediche, ma anche una famiglia in formazione, che cerca di orientarsi in un mondo nuovo e sconosciuto. Sostenendo ed educando, diventa un faro per queste famiglie, guidandole attraverso le tempeste e verso acque più calme.

Capitolo 4

TRATTAMENTI SPECIFICI NEONATI PREMATURI

Comprendere la fisiologia del bambino prematuro

Scoprire il mondo prima del termine rende ogni bambino prematuro un essere unico, con una fisiologia particolarmente adattata alla sua condizione. La comprensione di questa fisiologia apre una finestra su un mondo in cui ogni funzione corporea è al crocevia tra adattamento e vulnerabilità.

A seconda dell'età gestazionale, i bambini prematuri non hanno avuto il tempo di perfezionare tutti i meccanismi fisiologici essenziali per la vita fuori dall'utero. La loro pelle sottile e traslucida, ad esempio, è meno efficace nel trattenere il calore, rendendoli più suscettibili all'ipotermia. Per compensare, il bambino prematuro può avere una frequenza cardiaca e un tasso metabolico più elevati, nel tentativo di produrre più calore.

Il suo sistema respiratorio, spesso il più colpito dalla prematurità, è caratterizzato da polmoni meno sviluppati e da un deficit di surfattante, la sostanza che impedisce agli alveoli di collassare. Questo rende la respirazione più difficile per i bambini prematuri e li espone a patologie come la malattia della membrana ialina.

Anche il sistema digestivo del bambino prematuro è immaturo. Lo stomaco è piccolo e la capacità di digerire e assorbire i nutrienti è limitata. Inoltre, la coordinazione tra la suzione, la deglutizione e la respirazione non è sempre perfezionata, il che può rendere inizialmente difficile l'alimentazione al seno o al biberon.

Il sistema immunitario è un'altra area di vulnerabilità. I bambini prematuri, che non hanno beneficiato dell'apporto totale di anticorpi materni che si verifica al termine della gravidanza, sono più suscettibili alle infezioni. Fortunatamente, il colostro, ricco di agenti protettivi, fornisce una prima barriera di difesa quando la madre è in grado di allattare.

Da un punto di vista neurologico, il cervello del neonato prematuro si sta ancora sviluppando. Le strutture cerebrali, come i ventricoli e la materia bianca, sono particolarmente sensibili agli attacchi, sia meccanici, come l'emorragia, sia biochimici, come l'anossia.

Nonostante queste sfide fisiologiche, i bambini prematuri hanno anche un'incredibile capacità di resilienza e di adattamento. Con le giuste cure e un ambiente adeguato, la maggior parte di questi bambini raggiunge i loro coetanei a termine, sia dal punto di vista fisico che neurologico.

Approfondendo la fisiologia del bambino prematuro, scopriamo un mondo in cui la fragilità si sposa con la forza, in cui ogni giorno è una vittoria e ogni passo avanti una celebrazione. È uno struggente promemoria della meraviglia della vita e dell'incredibile capacità del corpo umano di adattarsi e superare gli ostacoli.

Sfide mediche comuni: Distress respiratorio, ittero, infezioni

L'unità neonatale è spesso paragonata a una zona di alta vigilanza dove, ogni secondo, le équipe mediche affrontano sfide mediche impegnative che sono cruciali per la vita dei neonati. Tre in particolare spiccano: distress respiratorio, ittero e infezioni.

1. Disturbo respiratorio :
La prima prova importante per molti bambini prematuri è l'atto stesso di respirare. I polmoni immaturi possono essere carenti di tensioattivo, il prezioso composto che mantiene aperti gli alveoli. Questa carenza può portare alla

malattia della membrana ialina, in cui i polmoni non possono espandersi correttamente. I bambini colpiti spesso mostrano una respirazione rapida, pelle bluastra e retrazioni. Per far fronte alla situazione, può essere necessaria la somministrazione esogena di surfattante e il supporto della ventilazione meccanica.

2. Ittero :

Quasi banale nella sua frequenza, ma non privo di rischi, l'ittero è dovuto all'accumulo di bilirubina nel sangue. La bilirubina, prodotta quando i globuli rossi si rompono, viene normalmente eliminata dal fegato. Ma nei neonati, soprattutto quelli prematuri, questa eliminazione può essere rallentata. La pelle e gli occhi assumono quindi una tonalità giallastra. Nella maggior parte dei casi, la fototerapia, in cui il bambino viene sottoposto a una luce speciale, è sufficiente a risolvere il problema. Tuttavia, se ignorato o mal trattato, un ittero grave può portare a danni cerebrali irreversibili.

3. Infezioni :

Il sistema immunitario dei neonati, in particolare di quelli prematuri, è ancora in via di sviluppo, il che li rende più vulnerabili alle infezioni batteriche, virali o fungine. Queste infezioni possono essere acquisite nell'utero, durante il parto o dopo la nascita. I sintomi sono spesso lievi: letargia, scarsa assunzione di cibo o instabilità termica. Le conseguenze, tuttavia, possono essere gravi e richiedere un intervento rapido con antibiotici o altri farmaci. La prevenzione, attraverso un'igiene rigorosa e talvolta la somministrazione profilattica di antibiotici, è essenziale.

Di fronte a queste sfide, il ruolo dei team medici neonatali non è solo quello di diagnosticare e trattare con precisione, ma anche di anticipare, educare e sostenere le famiglie. Perché ogni sfida medica è anche un viaggio emotivo per i genitori, e guidarli attraverso queste montagne russe è una parte integrante dell'assistenza neonatale completa.

Tecniche di cura appropriate: ventilazione, fototerapia, nutrizione.

Nell'arena neonatale, dove i pazienti più piccoli lottano per la loro vita, le tecniche di assistenza specificamente adattate alle loro esigenze sono lo scudo e la spada dei team medici. Ventilazione, fototerapia e alimentazione sono i tre pilastri di queste tecniche, ognuna delle quali risponde a sfide mediche specifiche.

1. Ventilazione :

La capacità di respirare è vitale, eppure è una delle principali difficoltà che devono affrontare i neonati prematuri. Il loro sistema respiratorio immaturo richiede spesso assistenza:

- **Ventilazione non invasiva:** metodi come la CPAP (Continuous Positive Airway Pressure) mantengono aperte le vie aeree fornendo una pressione d'aria costante, facilitando la respirazione senza bisogno di intubazione.
- **Ventilazione meccanica:** nei casi più gravi, una macchina si occupa della respirazione del bambino attraverso un'intubazione tracheale. La chiave è regolare attentamente la pressione, il volume e la frequenza per ridurre al minimo i danni ai polmoni.
- **Surfattante :** Questa sostanza, somministrata direttamente nei polmoni, aiuta a prevenire il collasso alveolare, che è comune nei bambini con la malattia delle membrane ialine.

2. Fototerapia :

Di fronte alla minaccia silenziosa dell'ittero, la fototerapia è una tecnica delicata ma efficace:

- **Luce blu:** i neonati vengono sottoposti a una speciale luce blu. Questa luce trasforma la bilirubina, che si accumula nel sangue e nella pelle, in una forma più solubile che può essere eliminata attraverso l'urina e le feci.

Fibre ottiche: in alcuni casi, viene utilizzata una coperta o un materasso luminoso a fibre ottiche, che offre il vantaggio di un contatto meno interrotto tra genitori e bambino.

3. Alimentazione :

L'alimentazione è il carburante dello sviluppo. Per un bambino prematuro, l'alimentazione non è solo una necessità, è una terapia:

Alimentazione enterale: iniziando con piccole quantità, il latte materno o una formula speciale viene somministrato direttamente nello stomaco o nell'intestino del bambino mediante un tubo di alimentazione.

Allattamento al seno e al biberon: incoraggiate non appena il bambino è pronto, queste azioni rafforzano il legame genitore-figlio e favoriscono una migliore coordinazione della suzione e della deglutizione.

Integrazione: i bambini prematuri possono avere bisogno di nutrienti extra per sostenere la loro rapida crescita, aggiunti al latte materno o alla formula.

Utilizzando queste tecniche, l'équipe neonatale lavora instancabilmente per soddisfare le esigenze specifiche dei neonati. Ogni intervento è una combinazione di arte e scienza, guidata da una conoscenza approfondita della fisiologia del bambino prematuro e da un'incrollabile determinazione a dare a ogni bambino il miglior inizio di vita possibile.

Capitolo 5

SITUAZIONI DI EMERGENZA E GESTI TECNICI

Riconoscere una situazione di emergenza in neonatologia

In neonatologia, le situazioni di emergenza possono evolvere rapidamente, trasformando una situazione stabile in una crisi pericolosa per la vita in un batter d'occhio. La capacità di riconoscere e rispondere rapidamente a queste emergenze è essenziale per garantire la sicurezza e il benessere dei neonati fragili. Ecco alcuni segnali e sintomi che indicano una situazione di emergenza:

1. Disturbo respiratorio :
    - Respirazione rapida o superficiale, spesso accompagnata da un suono stridente.
    - Retrazioni, in cui la pelle tra le costole, intorno al collo o sotto le costole viene tirata ad ogni respiro.
    - La cianosi, una sfumatura bluastra della pelle, in particolare intorno alle labbra e alle dita, indica una bassa ossigenazione.
    - Apnee, pause nella respirazione che durano più di 20 secondi.
2. Instabilità cardiovascolare:
    - Bradicardia, un calo significativo della frequenza cardiaca.
    - Palpitazioni o aritmie cardiache.
    - Bassa perfusione, indicata da pelle fredda, pallida o chiazzata e tempi di ricarica capillare prolungati.
3. Problemi neurologici:
    - Convulsioni, che possono manifestarsi con movimenti a scatti, rotazione degli occhi o rigidità.
    - Letargia o mancanza di reattività, in cui il bambino è meno reattivo agli stimoli.
    - Estrema irritabilità o pianto inconsolabile.
4. Dieta e problemi gastrointestinali :
    - Rifiuto ripetuto di alimentarsi o rigurgito frequente.
    - Distensione o durezza addominale.

Vomito bilioso, di colore verdastro, che indica una possibile ostruzione intestinale.

Sangue nelle feci.

5. Segni di infezione:

Temperatura corporea instabile, febbre o ipotermia.

Letargia o irritabilità.

Scarsa assunzione di cibo.

Carnagione pallida o grigiastra.

L'intervento rapido è fondamentale in neonatologia. Il riconoscimento precoce dei segnali di emergenza, seguito da un intervento medico immediato, può fare la differenza tra un esito favorevole e gravi complicazioni. Ecco perché l'educazione e la formazione continua degli assistenti e l'istituzione di protocolli di emergenza chiari sono essenziali in questo settore delicato e cruciale della medicina.

Procedure di emergenza: RCP neonatale, intubazione, linee venose.

La neonatologia, con i suoi pazienti fragili e le loro esigenze specifiche, richiede un intervento rapido ed esperto nelle emergenze. Le procedure di emergenza neonatale richiedono una formazione specializzata e una perfetta padronanza delle tecniche, perché ogni secondo è importante.

1. RCP neonatale (rianimazione cardiopolmonare) :
Quando un neonato non respira o non ha polso percepibile alla nascita, si esegue la RCP neonatale.

Valutazione iniziale: esame rapido della respirazione, del tono muscolare e del colore del bambino.

Ventilazione: se il bambino non respira o respira in modo irregolare, la priorità è la ventilazione. Utilizzare una maschera facciale e un sacchetto per somministrare le insufflazioni.

- **Compressioni toraciche:** se il polso rimane al di sotto dei 60 battiti al minuto nonostante una ventilazione efficace, iniziare le compressioni toraciche, combinate con la ventilazione con un rapporto di 3:1.
- **Farmaci:** Se le misure di cui sopra non sono efficaci, possono essere somministrati farmaci come l'epinefrina.

2. Intubazione :

Quando la ventilazione con maschera e sacchetto non è sufficiente, o quando è necessaria una ventilazione prolungata, può essere necessaria l'intubazione.

- **Selezione della sonda:** scegliere la dimensione della sonda appropriata per il neonato.
- **Posizionamento:** Posizionare il bambino nella posizione del 'profumo di rosa' con una leggera estensione del collo.
- **Inserimento:** inserire il tubo endotracheale nella trachea e confermare la sua posizione mediante l'auscultazione e il rilevamento della CO_2 espirata.
- **Fissare:** fissare la sonda per evitare spostamenti accidentali.

3. Vie venose:

Per somministrare farmaci, nutrienti o liquidi, a volte è necessario stabilire un accesso venoso nei neonati.

- **Vena ombelicale:** uno dei metodi più comuni utilizzati nei neonati è l'uso delle vene ombelicali. I cateteri della vena ombelicale possono fornire un accesso rapido per la somministrazione di farmaci e liquidi.
- **Vena periferica: per un** accesso a breve termine, si può utilizzare una vena periferica, solitamente nel braccio o nella gamba.
- **PICC (catetere centrale a inserimento periferico):** Per un accesso più lungo o per somministrare farmaci

che non possono essere somministrati per via periferica, si può inserire un PICC.

Ogni procedura neonatale richiede precisione, competenza e attenzione ai dettagli. In questi momenti di urgenza, l'équipe medica non deve solo possedere competenze tecniche, ma deve anche lavorare insieme in sincronia, garantendo sempre il benessere e la sicurezza del neonato.

Lavorare in sinergia con il team medico

Nel mondo intenso e spesso imprevedibile della neonatologia, la collaborazione interprofessionale è più di un concetto: è una necessità vitale. La natura multidisciplinare dell'assistenza neonatale richiede una sinergia tra vari professionisti della salute per garantire il miglior risultato possibile per questi piccoli pazienti.

1. Comprendere i ruoli :
Ogni membro del team ha un ruolo distinto ed essenziale.

- **Neonatologo:** medico specialista che supervisiona tutte le cure e prende decisioni critiche sulla cura dei neonati.
- **L'infermiere neonatale:** fornisce assistenza diretta al neonato, monitora costantemente le sue condizioni e comunica le sue osservazioni al team.
- **Terapisti respiratori:** esperti in ventilazione e supporto respiratorio, svolgono un ruolo essenziale quando i bambini hanno problemi polmonari.
- **Il farmacista:** assicura che i farmaci siano appropriati per il paziente, nelle giuste dosi e senza interazioni pericolose.

2. Comunicazione efficace:

In questo ambiente ad alta tensione, una comunicazione chiara e rapida è fondamentale. I team devono rivedere regolarmente le condizioni dei pazienti, discutere i piani di trattamento e assicurarsi che tutti siano sulla stessa lunghezza d'onda.

3. Decisioni collegiali :

Le situazioni neonatali spesso non sono bianche o nere. Ciò richiede che il team si riunisca per discutere le migliori strategie di gestione, soppesando i benefici e i rischi di ogni decisione.

4. Formazione e simulazioni congiunte:

L'organizzazione di sessioni di formazione congiunte, in cui diversi professionisti sanitari imparano e si formano insieme, rafforza la comprensione reciproca dei ruoli e migliora il coordinamento nelle situazioni reali.

5. Supporto emotivo :

Di fronte a situazioni spesso cariche di emozioni, è fondamentale che i membri del team si sostengano a vicenda, riconoscendo il valore e l'importanza del lavoro di ciascuno.

6. Inclusione dei genitori :

L'équipe medica deve anche lavorare a stretto contatto con i genitori, considerandoli partner essenziali nella cura del loro bambino. Il loro coinvolgimento e la loro formazione nell'assistenza neonatale sono fondamentali.

La neonatologia è un settore in cui la vita di un neonato può dipendere dalla fluidità con cui il team medico lavora insieme. È questa alchimia, questa sinergia tra professionisti, che trasforma un gruppo di individui in un'unità coesa, capace di superare le sfide e di fornire la migliore assistenza possibile a questi pazienti vulnerabili.

Capitolo 6

DIMENSIONI PSICOLOGICHE E EMOZIONALE

Resilienza emotiva di fronte alle sfide

L'unità neonatale è un mondo di forti contrasti: momenti di pura gioia quando un bambino supera una pietra miliare medica, e momenti di profonda tristezza quando sorgono complicazioni inaspettate. È un luogo in cui le vittorie vengono celebrate con passione e le perdite vengono pianto con la stessa intensità. Per gli operatori sanitari che vi lavorano, sviluppare la resilienza emotiva non è solo auspicabile, ma essenziale.

1. Comprendere la natura del lavoro:
L'assistenza neonatale, per sua natura, comporta il lavoro con alcuni dei pazienti più vulnerabili. Infermieri e medici devono essere preparati ad affrontare situazioni in cui, nonostante i loro sforzi, l'esito può essere imprevedibile.

2. La pratica dell'autocura:
È essenziale che gli operatori sanitari si prendano del tempo per se stessi, sia attraverso gli hobby, l'esercizio fisico, la meditazione o qualsiasi altra attività che li aiuti a ricaricare le batterie.

3. Trovare il supporto:
Condividere esperienze e sentimenti con i colleghi o attraverso gruppi di sostegno può aiutare a gestire le emozioni difficili. I colleghi comprendono le sfide specifiche del lavoro e possono offrire una prospettiva preziosa.

4. Supervisione clinica :
Avere sessioni regolari con un professionista esperto, per discutere di casi difficili e dell'impatto emotivo che possono avere, è una strategia vantaggiosa per molti.

5. Formazione continua :
L'istruzione e la formazione possono rafforzare il senso di competenza, riducendo l'ansia e l'incertezza nelle situazioni di tensione.

6. Accettare le sue emozioni :
È normale provare una serie di emozioni, da momenti di estasi a momenti di profondo dolore. Riconoscere e accettare queste emozioni, anziché reprimerle, è un passo essenziale per sviluppare la resilienza.

7. Impostazione dei limiti :
Sapere quando dire "no" o quando prendersi un giorno di riposo è fondamentale per evitare il burnout.

8. Ricorda perché :
Ritornare regolarmente al motivo fondamentale per cui si è scelta questa professione può aiutare a mettere le sfide in prospettiva. La gioia di aiutare un neonato a crescere è incommensurabile.

I professionisti della neonatologia hanno una forza incredibile, unita a una grande sensibilità. Questa combinazione unica consente loro di fornire un'assistenza eccezionale. Ma può anche renderli particolarmente vulnerabili ai traumi emotivi. Coltivando attivamente la resilienza, possono continuare ad offrire il loro prezioso supporto e allo stesso tempo prendersi cura del proprio benessere emotivo.

Sostenere i genitori :
Dalla compassione all'educazione

L'ingresso nel mondo della neonatologia è spesso un viaggio inaspettato per molti genitori. Sogni di dolci ninne nanne e primi sorrisi sono improvvisamente intervallati dal bip dei monitor, dal bagliore bluastro della fototerapia e dal ronzio costante delle incubatrici. Per i genitori, questo nuovo mondo è travolgente, complesso e spaventoso. Ed è qui che l'infermiera neonatale svolge un ruolo fondamentale, fornendo non solo competenze mediche, ma anche un indispensabile supporto umano.

Tutto inizia con la compassione. I genitori spesso si trovano sopraffatti da una marea di emozioni contrastanti: speranza, paura, colpa, amore. Riconoscere le loro vulnerabilità, ascoltarli senza giudicare e offrire loro uno spazio per esprimere i propri sentimenti è essenziale. Un semplice gesto, come una mano sulla spalla, può offrire un conforto incommensurabile.

Ma il sostegno non si ferma alla compassione. Anche l'educazione gioca un ruolo cruciale. I genitori sono desiderosi di capire cosa sta succedendo, di decodificare termini medici complessi, di conoscere le macchine che circondano il loro bambino e di interpretare i segnali che il loro bambino invia loro. Come intermediari tra il mondo medico e quello dei genitori, gli infermieri sono nella posizione ideale per colmare questo divario. Spiegando in modo chiaro, dimostrando le procedure e, soprattutto, incoraggiando i genitori a fare domande, li trasformano gradualmente da spettatori ansiosi in partner attivi nelle cure.

Il sostegno ai genitori è radicato anche nel rispetto del loro ruolo. Nonostante l'ambiente medico, è fondamentale ricordare loro che si tratta dei loro figli. Ciò significa incoraggiarli a partecipare alle cure quotidiane, a stabilire un legame pelle a pelle, a cantare per il loro bambino e a festeggiare ogni piccola vittoria.

Infine, è fondamentale sostenere questi genitori quando si preparano a lasciare l'ospedale. Lasciare l'unità neonatale è un passo importante, pieno di aspettative, ma anche di apprensione. Equipaggiarli con le conoscenze e la fiducia necessarie per prendersi cura del loro bambino a casa, rafforza la loro capacità di abbracciare pienamente il loro ruolo genitoriale.

Sostenere i genitori in neonatologia è una danza delicata tra compassione e istruzione. È un viaggio condiviso, dove ogni passo, ogni sorriso, ogni lacrima crea un'alleanza con l'obiettivo finale di veder fiorire ogni bambino. E in questo viaggio, l'infermiere è una guida, un insegnante e un compagno, tutto in uno.

Gestione dello stress e l'importanza della cura di sé

Lavorare in neonatologia non è un compito per i deboli di cuore. Ogni giorno, gli infermieri devono affrontare situazioni delicate in cui la posta in gioco è alta e le emozioni sono elevate. In questo ambiente tumultuoso, la gestione dello stress e l'autocura non sono semplicemente dei lussi, ma diventano una necessità vitale, sia per il benessere personale dell'infermiere che per la qualità dell'assistenza fornita ai piccoli pazienti e alle loro famiglie.

Lo stress, sebbene sia spesso percepito come un nemico, è in realtà la risposta naturale del corpo alle sfide. Acuisce i sensi, ci prepara all'azione e può persino migliorare le prestazioni a breve termine. Tuttavia, quando diventa cronico, può erodere la salute mentale, fisica ed emotiva, portando a burnout, depressione e altre malattie.

La cura di sé significa riconoscere e rispondere alle proprie esigenze. È un modo proattivo per mantenere il suo serbatoio emotivo pieno, in modo da poter dare agli altri senza esaurirsi. Ecco come gli infermieri possono incorporare questa pratica essenziale nella loro routine:

1. **Autoconsapevolezza:** è fondamentale ascoltarsi, riconoscere i segnali di stress o di stanchezza e agire di conseguenza. Prendersi un momento per respirare, meditare o semplicemente fare stretching a volte può fare la differenza.

2. **Limiti sani:** comprendere che dire "no" o chiedere aiuto non è un segno di debolezza, ma piuttosto un'affermazione dei propri limiti.

3. **Dieta e attività fisica: un'**alimentazione sana e un'attività fisica regolare non fanno bene solo al corpo, ma anche alla mente. Possono aiutare a gestire lo stress e a migliorare l'umore.

4. **Pausa e disconnessione:** in un mondo sempre connesso, è fondamentale concedersi dei momenti di disconnessione, sia prendendo una vacanza o semplicemente facendo una passeggiata senza il telefono.

5. **Sostegno sociale:** condividere le sue esperienze e i suoi sentimenti con colleghi, amici o familiari può fornire una prospettiva e una rassicurazione preziose.

6. **Formazione continua:** a volte lo stress deriva dalla sensazione di non essere all'altezza del lavoro. La formazione continua può aumentare la sua autostima e ampliare le sue competenze.

7. **Passioni e hobby:** Avere un'attività al di fuori del lavoro che porti gioia può servire come evasione e ricaricare le batterie.

8. **Consultazione professionale:** quando lo stress o le emozioni diventano troppo forti da sopportare, può essere utile consultare un professionista della salute mentale.

In neonatologia, dove ogni momento conta, prendersi cura di sé non è un atto egoistico, ma un dovere. È ricaricando le batterie che gli infermieri possono offrire il meglio di sé, navigando con grazia ed efficienza attraverso le tempeste e i momenti sereni di questa professione unica.

Capitolo 7

LAVORARE IN TEAM

Dinamiche di squadra in neonatologia

In neonatologia, dove il bip delle macchine si fonde con i dolci sussurri dei genitori e il pianto dei neonati, una costante rimane: le dinamiche di squadra. Come in una sinfonia ben orchestrata, ogni membro suona una nota unica ma essenziale, contribuendo a una melodia che è più grande della somma delle sue parti.

Il team neonatale è un caleidoscopio di competenze, culture e prospettive. Dalle infermiere ai neonatologi, ai nutrizionisti, ai fisioterapisti, agli assistenti sociali e ai tecnici, ogni professionista contribuisce con la propria esperienza a garantire l'assistenza più completa ai neonati prematuri o malati.

Questa diversità, pur essendo una risorsa, è anche una sfida. Ogni membro deve non solo eccellere nel proprio campo, ma anche comprendere e apprezzare il ruolo degli altri. La comunicazione diventa quindi la chiave di volta di questa dinamica. Gli scambi devono essere chiari, concisi e rispettosi, trasformando le potenziali differenze in opportunità di apprendimento reciproco.

La fiducia è un altro elemento chiave. In un ambiente in cui spesso le decisioni devono essere prese rapidamente, ogni membro deve avere fiducia nella capacità degli altri di agire in modo competente ed etico. Questa fiducia si forma nel tempo, attraverso i successi, le prove e le sfide superate insieme.

Ma oltre alle competenze e alla comunicazione, c'è il cuore. Il team neonatale è unito da una passione comune: il benessere dei neonati più piccoli e vulnerabili. Questo impegno profondo crea un legame indissolubile tra i suoi membri. Non è insolito vedere team che si sostengono a vicenda nei momenti difficili, che celebrano insieme piccole vittorie o che condividono un momento di contemplazione quando la tristezza colpisce.

Infine, la dinamica del team è alimentata anche dal desiderio costante di migliorare. La formazione continua, le discussioni sui casi e le revisioni pratiche sono momenti in cui il team si riunisce per riflettere, imparare e innovare.

La coesione e la complementarietà dell'équipe neonatale è il cuore pulsante dell'unità. È la prova vivente che, anche nei momenti più critici, la collaborazione, il rispetto e la passione possono fare miracoli.

Lavorare con i pediatri, fisioterapisti, psicologi e altri.

La neonatologia è un mondo complesso, dove ogni giorno porta sfide, ma anche speranze e successi. Per navigare in questo mare di incertezza, la collaborazione interprofessionale non è solo raccomandata, ma è vitale. Ogni professionista apporta le proprie competenze specifiche per creare un approccio olistico alla cura dei neonati e delle loro famiglie.

I pediatri sono spesso in prima linea, contribuendo con la loro conoscenza approfondita della fisiologia e delle malattie neonatali. Guidano il team attraverso i protocolli medici, le diagnosi e i piani di trattamento. La loro esperienza è essenziale per valutare la salute del neonato, anticipare le potenziali complicazioni e adattare l'assistenza di conseguenza.

I fisioterapisti, o chinesiologi, svolgono un ruolo chiave nella cura dei neonati con esigenze respiratorie specifiche o difficoltà motorie. La loro esperienza aiuta a migliorare la funzione polmonare, a promuovere una migliore

63

ossigenazione e a stimolare lo sviluppo motorio precoce, essenziale per un buon inizio di vita.

Gli psicologi hanno un ruolo speciale da svolgere. Sostengono non solo il benessere emotivo dei genitori, che spesso sono sopraffatti dall'ansia, dal senso di colpa o dal dolore, ma anche quello dell'équipe medica. Offrono un luogo di ascolto, aiutano a rilevare i segnali di disagio psicologico e suggeriscono strategie per gestire le emozioni e lo stress.

La collaborazione non si ferma qui. I **dietologi** si assicurano che ogni neonato riceva un'alimentazione adeguata alle sue esigenze specifiche. Gli **assistenti sociali** aiutano le famiglie a superare le sfide sociali o finanziarie e ad accedere alle risorse necessarie. I **farmacisti** assicurano che i farmaci siano somministrati in modo sicuro ed efficace.

Questa collaborazione è radicata nella comunicazione. Le riunioni del team, le discussioni sui casi e le consegne sono tutte buone opportunità per scambiare informazioni, fare domande e prendere decisioni informate. Si tratta di una danza delicata, in cui tutti devono ascoltare, rispettare le competenze reciproche e cercare costantemente di imparare.

In definitiva, questa collaborazione interprofessionale ha un solo obiettivo: dare ai neonati le migliori possibilità di sopravvivenza e di sviluppo. Perché nel mondo della neonatologia, ogni abilità, ogni gesto conta, ed è insieme, unendo le nostre forze e conoscenze, che possiamo realizzare i miracoli più grandi.

Comunicazione interprofessionale: la chiave della coesione

Nel cuore di un reparto così delicato come la neonatologia, dove ogni secondo conta e ogni decisione può avere conseguenze irreversibili, si trova un elemento essenziale: la comunicazione interprofessionale. È questa comunicazione che tesse il tessuto da cui dipende l'assistenza armoniosa dei neonati e delle loro famiglie.

La comunicazione tra gli operatori sanitari non è un semplice scambio di informazioni. È un dialogo ricco di sfumature che richiede chiarezza, precisione, ascolto attivo e rispetto reciproco. Ogni membro del team, che sia infermiere, pediatra, fisioterapista, psicologo o altro, possiede un pezzo del puzzle, e solo mettendo insieme questi pezzi si può ottenere un quadro completo e chiaro della situazione.

Il valore di questa comunicazione può essere visto in diversi modi. In primo luogo, assicura la continuità dell'assistenza. Quando un professionista trasmette accuratamente le informazioni sullo stato di salute di un neonato, il membro successivo del team può subentrare senza perdere tempo. Questa fluidità è fondamentale, soprattutto nei momenti critici.

In secondo luogo, facilita il processo decisionale collaborativo. Di fronte a situazioni complesse in cui sono possibili diversi approcci, il team deve lavorare insieme per scegliere la migliore linea d'azione. Queste discussioni multidisciplinari permettono di combinare le competenze, valutare i benefici e i rischi di ogni opzione e raggiungere un consenso informato.

Ma la comunicazione interprofessionale va oltre gli aspetti puramente clinici. Gioca anche un ruolo fondamentale nel mantenere la coesione del team. Lavorare in un ambiente così impegnativo come la neonatologia può generare tensioni. Una comunicazione aperta aiuta a disinnescare i potenziali conflitti, a chiarire i malintesi e a rafforzare i legami tra i membri del team.

Inoltre, crea uno spazio di crescita professionale. Scambiando esperienze, ponendo domande e condividendo conoscenze, i professionisti si arricchiscono a vicenda. Queste interazioni, lungi dall'essere semplici conversazioni, diventano opportunità di apprendimento, di interrogazione e di innovazione.

La comunicazione interprofessionale è la linfa vitale dell'unità neonatale. Riflette una realtà fondamentale: in questo mondo in cui sono in gioco le vite dei neonati più piccoli e fragili, è solo lavorando insieme, parlando la stessa lingua e condividendo gli stessi valori, che possiamo offrire la migliore assistenza possibile.

Capitolo 8

ETICA
E
DILEMMI
IN NEONATOLOGIA

Introduzione all'etica medica specifica per la neonatologia

L'etica medica, la bussola morale che guida gli operatori sanitari nelle loro scelte e azioni, assume una dimensione particolarmente toccante in neonatologia. In questa specialità, dove la vita inizia spesso con una lotta, ogni decisione è gravida di conseguenze ed è caratterizzata da dilemmi etici intrinseci.

La neonatologia è teatro di situazioni in cui la linea tra la vita e la morte può essere infinitamente tenue. Quando ci troviamo di fronte a un neonato prematuro o affetto da una grave patologia, a che punto interveniamo e fino a che punto? Il delicato equilibrio tra preservare la vita a tutti i costi e non imporre sofferenze inutili o una diminuzione della qualità della vita è al centro delle preoccupazioni etiche.

Sorgono diverse domande fondamentali:

- **Eccesso terapeutico:** fino a che punto dobbiamo spingerci nella cura di un neonato? C'è un punto in cui dobbiamo riconoscere che il proseguimento dei trattamenti invasivi può essere più dannoso che benefico?

- **Autonomia dei genitori:** Sebbene sia essenziale rispettare i desideri e le convinzioni dei genitori, come si può conciliare la loro autonomia con ciò che è appropriato dal punto di vista medico per il bambino? E cosa si deve fare quando le convinzioni dei genitori sono in conflitto con le raccomandazioni mediche?

- **Qualità di vita:** come viene valutata e presa in considerazione la futura qualità di vita di un neonato quando si prendono decisioni mediche? È etico prendere decisioni basate su previsioni, spesso incerte, sulle sfide future che il bambino potrebbe affrontare?

Risorse limitate: In un mondo in cui le risorse mediche sono spesso limitate, come si decide l'assegnazione delle cure intensive neonatali? Quali criteri dovrebbero essere utilizzati per determinare chi riceve le cure in situazioni di scarsità?

La neonatologia, per sua natura, mette regolarmente gli assistenti di fronte a questi dilemmi. Ogni decisione si tinge di un profondo senso di umanità, una costante messa in discussione di ciò che è "giusto" o "buono". Questo è un campo in cui l'etica non è una riflessione astratta, ma una realtà quotidiana, incarnata negli occhi di un neonato, nella speranza di un genitore, nella mano che somministra le cure.

L'etica in neonatologia è quindi un invito alla riflessione profonda, all'umiltà e al processo decisionale informato, sempre nell'interesse del neonato e della sua famiglia. Ricorda che dietro ogni atto medico c'è una storia, una vita e un'immensa responsabilità.

Decisioni difficili : quando e come intervenire

La neonatologia è un mondo in cui ogni decisione può avere un grande peso. Tra la scienza medica, i desideri dei genitori e il benessere del neonato, gli operatori sanitari si trovano spesso a navigare in acque torbide, cercando di trovare la strada migliore da seguire. Quando la situazione medica di un bambino è complessa o incerta, prendere la decisione 'giusta' può essere una sfida importante.

Valutazione medica: tutto inizia con una valutazione medica approfondita. Qual è la situazione attuale del neonato? Quali sono le sue esigenze immediate? Come si svilupperà nel breve e nel lungo termine?

Sebbene la medicina possa fornire molte risposte, è anche piena di incertezze. È fondamentale che gli assistenti riconoscano e comunichino queste incertezze all'équipe e ai genitori.

Considerazione dei genitori: I genitori sono i principali difensori dei loro figli. I loro desideri, speranze, timori e convinzioni devono essere ascoltati e presi in considerazione. Questo ascolto attivo costituisce la base di un rapporto di fiducia reciproca, che è essenziale per un processo decisionale comune.

Dilemmi etici: in alcuni casi, il percorso da seguire non è chiaramente definito. Continuare un trattamento aggressivo può prolungare la vita, ma a quale costo per il bambino? A volte la scelta più compassionevole è quella di fornire cure palliative, concentrandosi sul comfort piuttosto che sulla cura. Queste decisioni, che sono profondamente etiche, richiedono riflessione, dialogo e spesso il supporto di un comitato etico.

Comunicazione trasparente: Quando si prospettano decisioni difficili, la comunicazione tra tutti i soggetti coinvolti è fondamentale. Medici, infermieri e altri operatori sanitari devono condividere le informazioni in modo chiaro, trasparente ed empatico, consentendo ai genitori di comprendere la situazione e di partecipare attivamente.

Supporto psicologico: le decisioni neonatali possono avere un profondo impatto emotivo, non solo sui genitori ma anche su chi li assiste. Il supporto psicologico, sia da parte di psicologi, assistenti sociali o gruppi di sostegno, è essenziale per aiutare tutti a navigare in queste acque tumultuose.

Riconoscere il lutto: nelle situazioni in cui la morte di un neonato è imminente o è già avvenuta, riconoscere e onorare il processo di lutto è fondamentale. Ogni membro del team deve affrontare questa fase con sensibilità, offrendo ai genitori lo spazio, il tempo e il sostegno necessari per affrontare la perdita.

Il processo decisionale in neonatologia è un'arte delicata, un equilibrio tra scienza, etica e umanità. In questa continua ricerca del meglio per il neonato e la sua famiglia, ogni professionista è chiamato a dimostrare competenza, compassione e coraggio.

Lavorare con le famiglie : Rispettare le convinzioni e i desideri

L'unità neonatale, con le sue luci soffuse, i bip intermittenti e gli occupanti fragili, è un luogo di forti emozioni. Per le famiglie, è un luogo in cui coesistono speranza e ansia. In questo contesto, la collaborazione tra assistenti e famiglie diventa un pilastro centrale dell'assistenza. Al centro di questa alleanza c'è la necessità di riconoscere e rispettare le convinzioni e i desideri dei genitori.

Ascolto attivo: prima di tutto, è importante ascoltare. I genitori, spesso sopraffatti dalla situazione, hanno bisogno di sentire che le loro paure, speranze e convinzioni sono ascoltate. L'ascolto è molto più di un semplice ascolto: implica essere pienamente presenti, avere una mentalità aperta e rispondere con empatia.

Dialogo aperto: una volta ascoltato, può iniziare il dialogo. Si tratta di uno scambio onesto in cui le informazioni mediche vengono condivise in modo chiaro, consentendo ai genitori di comprendere la situazione del loro bambino. In cambio, gli operatori sanitari hanno l'opportunità di ascoltare e comprendere le prospettive e i desideri dei genitori.

Prendere in considerazione le convinzioni: ogni famiglia ha il suo bagaglio culturale, religioso ed etico. Che si tratti di una fede nel valore della vita, di una pratica rituale o di un approccio alternativo all'assistenza, queste convinzioni devono essere riconosciute e, per quanto possibile, incorporate nel piano di assistenza.

Co-decisione: idealmente, le decisioni sull'assistenza al neonato dovrebbero essere prese congiuntamente dagli assistenti e dai genitori. Questo approccio collaborativo assicura che il benessere del bambino sia sempre al centro delle preoccupazioni, pur rispettando l'autonomia dei genitori.

Mediazione: in alcune situazioni, nonostante le migliori intenzioni, possono sorgere delle differenze tra l'équipe medica e i genitori. Piuttosto che lasciare che queste tensioni si acuiscano, la mediazione, sia da parte di un professionista esterno che di un membro del team, può fornire uno spazio per esplorare queste differenze e trovare un terreno comune.

Formazione continua: rispettare le convinzioni e i desideri delle famiglie richiede competenze specifiche. È quindi fondamentale che gli operatori sanitari neonatali ricevano una formazione continua sulle capacità di comunicazione, sulla sensibilità culturale e sull'etica medica.

Lavorare con le famiglie in neonatologia è un viaggio pieno di sfide, ma anche di profonde soddisfazioni. Ponendo la relazione al centro dell'assistenza e favorendo il rispetto e la comprensione reciproci, è possibile trasformare il viaggio medico in un'esperienza arricchente e umana per tutti i soggetti coinvolti.

Capitolo 9

RICERCA
E
INNOVAZIONE
IN NEONATOLOGIA

L'evoluzione della medicina neonatale : Qual è la nostra posizione?

La medicina neonatale, una specialità medica all'incrocio tra tecnologia, ricerca e compassione umana, ha subito grandi trasformazioni negli ultimi decenni. Dalla semplice cura dei neonati agli interventi medici all'avanguardia, ha costantemente spinto indietro i confini di ciò che è possibile. Ma a che punto siamo oggi?

Inizi modesti: Nei primi anni della neonatologia, le risorse erano limitate. I bambini prematuri venivano messi in "incubatrici" rudimentali, spesso con poche speranze di sopravvivenza per quelli nati molto presto. I progressi si concentravano principalmente sulla nutrizione e sul controllo delle infezioni.

La rivoluzione tecnologica: nel corso del tempo, la tecnologia ha fatto passi da gigante. Monitor cardiaci avanzati, ventilatori all'avanguardia, apparecchiature innovative per l'ossigenoterapia e molto altro ancora hanno reso possibile la cura di neonati sempre più giovani, con tassi di sopravvivenza in costante aumento.

La ricerca e i suoi benefici: gli studi clinici hanno contribuito a migliorare i protocolli di cura. Dalla scoperta dei benefici del surfattante polmonare per i neonati prematuri all'importanza delle cure pelle a pelle per il benessere neonatale, la ricerca ha costantemente arricchito la nostra comprensione e perfezionato i nostri interventi.

L'approccio olistico: la neonatologia moderna non si occupa solo del corpo del neonato. Riconosce l'importanza dell'ambiente, della famiglia, della stimolazione sensoriale e dell'interazione umana. Le unità di neonatologia di oggi sono meno simili a sale operatorie sterili e più a spazi caldi che favoriscono lo sviluppo.

Genetica e medicina personalizzata: grazie ai progressi della genetica, oggi siamo in grado di identificare alcune condizioni in una fase precoce e di personalizzare i trattamenti. Questo apre la strada a interventi più mirati e, potenzialmente, alla prevenzione di alcune complicazioni.

Collaborazione interdisciplinare: l'assistenza neonatale di oggi è il risultato di una stretta collaborazione tra diversi professionisti: pediatri, infermieri, fisioterapisti, nutrizionisti, psicologi e molti altri. Questo approccio integrato garantisce un'assistenza completa ai neonati.

Le sfide future: Sebbene la neonatologia abbia fatto passi da gigante, deve affrontare nuove sfide, soprattutto in termini di etica medica, costi sanitari, accesso equo alle cure e gestione a lungo termine dei neonati prematuri.

La medicina neonatale è un riflesso della nostra capacità di coniugare scienza, tecnologia e umanità. Si evolve costantemente, imparando dal passato e guardando al futuro con ottimismo e ambizione. In ogni fase, riafferma il suo profondo impegno nei confronti di quelle vite che sono appena iniziate, quelle piccole scintille piene di potenziale.

Partecipare alla ricerca : L'importanza di rimanere all'avanguardia

Nel mondo frenetico della medicina, la ricerca è il motore che guida l'innovazione e plasma il futuro. La neonatologia, come qualsiasi altra disciplina medica, si basa su continue scoperte per migliorare l'assistenza, aumentare i tassi di sopravvivenza e offrire ai neonati una migliore qualità di vita. Partecipare alla ricerca non significa solo acquisire nuove conoscenze; è essenziale per rimanere all'avanguardia nel settore.

Scoprire per curare meglio: ogni protocollo, ogni trattamento, ogni tecnica utilizzata in neonatologia ha origine nella ricerca. È grazie a studi clinici rigorosi che abbiamo una migliore comprensione delle esigenze specifiche dei neonati prematuri, dei meccanismi delle malattie neonatali e dell'impatto degli interventi sullo sviluppo a lungo termine.

Impatto globale: partecipare alla ricerca significa contribuire alla base di conoscenza globale. I risultati di uno studio possono avere ripercussioni ben oltre i confini nazionali, influenzando la pratica clinica in tutto il mondo e offrendo nuove prospettive.

Riconoscimento professionale: per gli operatori sanitari, essere attivi nella ricerca rafforza la loro credibilità, li posiziona come opinion leader e offre loro opportunità di collaborazione internazionale.

Anticipare le sfide future: esplorando il terreno sconosciuto della neonatologia, i ricercatori possono anticipare e rispondere alle sfide emergenti. Che si tratti di problemi legati a nuove patologie, complicazioni derivanti da trattamenti esistenti o questioni di etica medica, la ricerca sta aprendo la strada a soluzioni innovative.

Promuovere una cultura dell'eccellenza: un'istituzione o un professionista coinvolto nella ricerca tende a promuovere una cultura dell'eccellenza, incoraggiando costantemente le domande, l'apprendimento e il miglioramento.

Collaborazione interdisciplinare: la ricerca in neonatologia non è limitata ai pediatri. Spesso coinvolge team multidisciplinari, dai biochimici agli psicologi, il che arricchisce la comprensione complessiva delle problematiche neonatali.

Etica e umanesimo: essere all'avanguardia nella ricerca comporta anche una riflessione etica approfondita. Le domande sull'intervento medico, sul consenso o sulle implicazioni a lungo termine richiedono un approccio olistico che combini scienza e umanità.

La ricerca in neonatologia è un'attività entusiasmante, che unisce speranza, determinazione e ingegno. Partecipando attivamente, i professionisti non solo ampliano gli orizzonti della loro disciplina, ma assicurano anche che l'assistenza offerta ai più piccoli e vulnerabili tra noi sia basata sulle conoscenze più recenti e solide.

Innovazioni tecnologiche e il loro impatto sull'assistenza

All'alba del XXI secolo, il panorama medico è in costante evoluzione, soprattutto grazie alle innovazioni tecnologiche. La neonatologia, il delicato settore che si occupa dei neonati, non fa eccezione. I progressi tecnologici non solo hanno spinto indietro i confini di ciò che è medicalmente possibile, ma hanno anche trasformato il modo in cui ci prendiamo cura dei neonati più fragili.

Monitor avanzati : L'arrivo di monitor sofisticati ha cambiato le carte in tavola. In grado di monitorare in tempo reale i segni vitali di un neonato, come la frequenza cardiaca, la saturazione di ossigeno o la pressione sanguigna, offrono ai team medici una finestra precisa sullo stato di salute del bambino. Ciò consente di intervenire in modo proattivo e di evitare potenziali complicazioni.

Ventilazione migliorata: i moderni ventilatori sono molto più adatti alle esigenze dei neonati prematuri. Con modalità di ventilazione più delicate, riducono al minimo il rischio di danni ai polmoni, garantendo al contempo un'ossigenazione ottimale.

Telemedicina: la possibilità di consultare gli specialisti a distanza, di accedere alle cartelle cliniche in tempo reale o di monitorare lo sviluppo del bambino dopo aver lasciato l'unità neonatale sta rivoluzionando l'assistenza. Questo garantisce che, ovunque si trovi, ogni bambino possa beneficiare delle competenze necessarie.

Apparecchiature di imaging: le tecnologie come gli ultrasuoni, la risonanza magnetica e i raggi X avanzati forniscono immagini chiare e dettagliate, consentendo una diagnosi più accurata e una migliore pianificazione degli interventi.

Applicazioni e software specializzati: Le applicazioni dedicate consentono oggi un monitoraggio più rigoroso dell'assistenza, dell'alimentazione, dei farmaci e dei progressi dello sviluppo. Inoltre, facilitano la comunicazione tra i vari membri del team di assistenza.

Terapie mirate: Apparecchiature come le lampade per la fototerapia per trattare l'ittero neonatale o i dispositivi per la terapia del freddo per alcune lesioni cerebrali offrono trattamenti più efficaci e meno invasivi.

Interazione digitale con le famiglie: i sistemi di telecamere consentono ai genitori di vedere il loro bambino a distanza, quando non possono essere presenti. Questo rafforza il legame genitore-figlio e fornisce un supporto emotivo essenziale.

Formazione e simulazione: grazie ai manichini neonatali iperrealistici e agli ambienti di simulazione, il personale medico può allenarsi ad affrontare vari scenari di emergenza, migliorando così la qualità dell'assistenza.

Le innovazioni tecnologiche in neonatologia hanno un impatto profondo: migliorano non solo i tassi di sopravvivenza e gli esiti a lungo termine dei neonati, ma anche l'esperienza delle famiglie e degli operatori sanitari. In questa ricerca di offrire il miglior inizio di vita possibile, la tecnologia è un alleato prezioso, uno strumento che, se usato con saggezza, può fare miracoli.

Capitolo 10

IL RUOLO DELL'INFERMIERE NELL'EDUCAZIONE DEI GENITORI

Preparare i genitori alla dimissione: istruzione e formazione

Lasciare l'unità neonatale è un momento di gioia e apprensione per molti genitori. Dopo aver trascorso giorni, persino settimane o mesi, a guardare il proprio figlio mentre veniva curato da un'équipe di professionisti, il pensiero di dover prendere in mano la situazione a casa può sembrare opprimente. È qui che la preparazione, l'educazione e la formazione dei genitori diventano fondamentali.

- **Valutare le esigenze specifiche:** ogni bambino e ogni famiglia sono unici. Prima di pianificare la formazione, è essenziale valutare le esigenze specifiche di ogni famiglia, sia che si tratti di cure mediche in corso, di problemi nutrizionali o di esigenze di sviluppo.
- **Laboratori pratici:** si possono organizzare sessioni pratiche per insegnare ai genitori le competenze essenziali, come ad esempio come nutrire il bambino, come somministrare farmaci o come eseguire massaggi terapeutici.
- **Consapevolezza dei segni vitali:** i genitori possono essere addestrati a riconoscere i segni vitali del loro bambino, a capire cosa è normale e cosa potrebbe richiedere un'attenzione medica.
- **Gestire le apparecchiature mediche:** se il bambino ha bisogno di un'apparecchiatura specifica a casa, i genitori devono essere istruiti sul suo utilizzo e sulla sua manutenzione, sia che si tratti di un monitor cardiaco, di una pompa per l'alimentazione o di un dispositivo di ventilazione.
- **Sostegno emotivo: la** preparazione al parto non riguarda solo l'assistenza fisica. I genitori possono avere bisogno di sostegno per affrontare l'ansia, lo stress o il lutto di un'esperienza di nascita 'normale'.

- **Pianificazione del follow-up:** organizzare appuntamenti di follow-up, sessioni di terapia o gruppi di sostegno aiuta a garantire una transizione agevole verso casa e a continuare a sostenere la famiglia.

- **Risorse e contatti di emergenza:** fornire ai genitori un elenco di risorse, compresi i numeri di emergenza, i contatti di supporto a casa o i gruppi di sostegno per i genitori, può dare loro maggiore sicurezza.

- **Integrare i fratelli e le sorelle:** è importante anche includere i fratelli e le sorelle nel processo. Prepararli all'arrivo del nuovo fratello o della nuova sorella a casa, con le eventuali esigenze speciali, è fondamentale per garantire l'armonia familiare.

- **Consigli sull'ambiente domestico:** si possono fare raccomandazioni per aiutare a preparare la casa, sia che si tratti di miglioramenti dell'accessibilità o di consigli su come creare un ambiente calmo e stimolante per il bambino.

Il passaggio dall'ospedale a casa è un passo importante per le famiglie dei neonati che hanno richiesto cure neonatali. Fornendo ai genitori le competenze, le conoscenze e la fiducia necessarie, gli operatori sanitari svolgono un ruolo essenziale nel garantire il benessere continuo del bambino e nel sostenere l'intera famiglia in questa nuova avventura.

Gestire le situazioni difficili: lutti, cattive notizie, ecc.

La neonatologia, per tutte le sue meraviglie e i suoi successi, ha anche i suoi momenti bui e dolorosi. Gli infermieri e gli altri operatori sanitari sono spesso in prima linea in queste situazioni. Si confrontano con il dolore, la tristezza, la confusione e, a volte, la rabbia dei genitori.

Imparare a gestire questi momenti con compassione, professionalità e resilienza è fondamentale.

  Comunicazione empatica: dare notizie difficili richiede una grande sensibilità. Ciò significa non solo scegliere le parole giuste, ma anche ascoltare, riconoscere le emozioni dei genitori e offrire un sostegno immediato.

  Spazio per il lutto: i genitori che hanno subito una perdita o ricevuto una brutta notizia hanno bisogno di uno spazio per elaborare le loro emozioni. Che si tratti di una stanza tranquilla o di un supporto per aiutarli a tornare a casa, è fondamentale offrire loro questa tregua.

  Offrire risorse: che si tratti di gruppi di sostegno per il lutto, terapie o letture consigliate, indirizzare i genitori verso le risorse può aiutarli a gestire il lutto.

  Rituale e memoria: per i genitori che hanno perso un figlio, offrire l'opportunità di creare ricordi, attraverso foto, impronte o ciocche di capelli, può essere una parte preziosa del processo di lutto.

  Sostenere il team: anche gli infermieri e i medici sono emotivamente colpiti. Creare un ambiente in cui possano condividere i loro sentimenti, ricevere supporto psicologico o persino partecipare a rituali commemorativi rafforza la resilienza del team.

  Formazione continua: sessioni di formazione su come comunicare le cattive notizie, sulla psicologia del lutto o sul supporto alla crisi possono fornire al personale gli strumenti necessari per gestire questi momenti.

  Riconoscere i segnali di disagio: è fondamentale essere attenti ai segnali di disagio dei genitori - e anche dei membri del team. Riconoscere quando qualcuno ha bisogno di aiuto o di tempo per riprendersi è essenziale.

- **Inclusione di specialisti: L'**intervento di psicologi, assistenti sociali o cappellani per accompagnare le famiglie e il team può offrire un ulteriore supporto.
- **Fare un passo indietro:** a volte la cosa migliore da fare è fare un passo indietro. Questo potrebbe significare concedere ai genitori del tempo da soli con il loro bambino, oppure permettere a un membro del team di allontanarsi dalla situazione per un po'.

I momenti bui in neonatologia sono una realtà che nessuno vuole affrontare, ma sono inevitabili. Con la formazione, il supporto e la comunicazione aperta, queste situazioni possono essere gestite con la dignità, il rispetto e la compassione che meritano.

Strumenti e risorse per una comunicazione efficace

La comunicazione è un pilastro centrale della neonatologia. Una comunicazione chiara, empatica e precisa è essenziale tra gli assistenti, con i genitori e talvolta anche con i neonati stessi. Può fare la differenza tra un genitore che si sente sostenuto e informato e uno che si sente smarrito e ansioso. Ecco alcuni strumenti e risorse essenziali per promuovere una comunicazione efficace in neonatologia.

- **Formazione sulla comunicazione:** esistono molti programmi e workshop progettati specificamente per formare gli operatori sanitari alla comunicazione empatica ed efficace. Questi corsi possono riguardare argomenti come la comunicazione di cattive notizie, la gestione delle emozioni o la mediazione in caso di disaccordo.
- **Strumenti visivi:** diagrammi, grafica computerizzata e modelli in scala possono aiutare a spiegare ai

genitori concetti complessi o dettagli di anatomia e fisiologia, rendendo le informazioni più accessibili.

Guide scritte: opuscoli, volantini e guide forniscono ai genitori una risorsa tangibile che possono consultare a loro piacimento. Possono coprire un'ampia gamma di argomenti, dalla comprensione di una specifica malattia alla preparazione per il ritorno a casa.

Software di traduzione: nelle unità di cura in cui le famiglie parlano diverse lingue, avere accesso a strumenti di traduzione affidabili è prezioso per garantire che ogni genitore riceva informazioni in una lingua che comprende.

Interpreti medici: quando è possibile, l'impiego di interpreti formati in campo medico garantisce non solo la traduzione della lingua, ma anche una comunicazione sfumata dei termini medici.

Tecnologia di comunicazione: tablet, smartphone e computer possono essere utilizzati per la telemedicina, consentendo ai genitori di comunicare con i medici anche a distanza, o di partecipare alle riunioni del team multidisciplinare.

Feedback regolare: organizzare sessioni di feedback regolari con i genitori può aiutare a identificare le aree in cui la comunicazione può essere migliorata.

Diari di bordo e libri di monitoraggio: consentono una comunicazione continua tra i team durante i cambi di servizio. I genitori possono anche scrivere qualsiasi domanda o preoccupazione, assicurando una comunicazione bidirezionale.

Gruppi di sostegno: questi gruppi offrono ai genitori l'opportunità di condividere le loro esperienze, fare domande e imparare gli uni dagli altri, sotto la guida di un professionista.

Ascolto attivo: questo è forse lo strumento più importante e tuttavia più sottovalutato. Prendersi il tempo per ascoltare davvero, senza interruzioni, e riflettere su ciò che sente può migliorare notevolmente la qualità della comunicazione.

Combinando la giusta formazione, gli strumenti tecnologici e le risorse tangibili, il personale neonatale può garantire che la comunicazione rimanga sempre al centro dell'assistenza fornita, rafforzando la fiducia, la comprensione e la partnership con le famiglie assistite.

Capitolo 11

L'IMPORTANZA DI MULTIDISCIPLINARITÀ

Il ruolo di ogni membro
team medico di neonatologia

La neonatologia, lungi dall'essere il lavoro di un eroe solitario, è il risultato di un'intensa collaborazione tra diversi professionisti sanitari. Ogni membro di questo team svolge un ruolo specifico, ed è la somma dei loro sforzi combinati che rende possibile offrire un'assistenza eccezionale ai neonati e alle loro famiglie.

Il cuore di questa sinfonia medica è il **neonatologo**. Esperto nella cura dei bambini prematuri e dei neonati con patologie, è il direttore d'orchestra del team, che prende decisioni cruciali sulla diagnosi, il trattamento e il follow-up dei piccoli pazienti.

Sostenendo il neonatologo in questa missione, l'**infermiera neonatale** è il pilastro dell'assistenza quotidiana. Sono gli occhi e le orecchie del reparto, monitorano costantemente i segni vitali dei neonati, somministrano trattamenti e sono il primo soccorritore in caso di emergenza. Svolgono anche un ruolo cruciale nel sostenere ed educare i genitori, guidandoli attraverso l'oceano di emozioni e incertezze che rappresenta un soggiorno nell'unità neonatale.

Il **fisioterapista** interviene quindi aiutando i neonati a sviluppare la loro funzione polmonare e a superare eventuali complicazioni respiratorie. Utilizzando tecniche specializzate, stimola e rafforza i loro giovani polmoni, preparandoli alla vita fuori dall'incubatrice.

Anche se meno visibile, il **farmacista** svolge un ruolo altrettanto essenziale. In quanto esperti di farmaci, assicurano che ogni bambino riceva il farmaco giusto, nella dose giusta, al momento giusto. Lavorando in collaborazione con il neonatologo, assicurano che venga somministrato il miglior trattamento possibile per ogni singola situazione.

La **psicologa** è il faro emotivo del team. Fornisce supporto e consigli ai genitori che si trovano ad affrontare ansia, stress o dolore, offrendo anche un orecchio comprensivo ai membri dell'équipe medica, che spesso si trovano ad affrontare situazioni emotivamente cariche.

Infine, il **dietologo si** assicura che ogni bambino riceva l'alimentazione adatta alle sue esigenze specifiche. In collaborazione con l'infermiera, elabora piani nutrizionali per promuovere la crescita e la salute dei neonati.

Questo team, sebbene composto da individui con competenze diverse, lavora per un obiettivo comune: garantire il benessere e la salute dei più piccoli e vulnerabili tra noi. Ed è questa collaborazione, questa unità di visione, che rende la neonatologia una parte così speciale e vitale del mondo medico.

Come lavorare in modo efficiente con vari specialisti

La collaborazione interprofessionale è al centro della medicina moderna. La crescente complessità dell'assistenza richiede un coordinamento continuo tra diversi specialisti per garantire il miglior risultato possibile per il paziente. Ecco alcuni consigli su come lavorare efficacemente con diversi specialisti:

Comprendere il ruolo di ogni specialista: prima di poter lavorare in tandem con altri professionisti, è essenziale comprendere la loro area di competenza, le loro responsabilità e il valore che apportano al team.

Comunicazione aperta e rispettosa: è fondamentale incoraggiare un dialogo aperto, evitando il gergo quando possibile e ascoltando attivamente. Il rispetto reciproco facilita anche una comunicazione produttiva.

Organizzare incontri regolari: incontri regolari assicurano che tutti siano sulla stessa lunghezza d'onda per quanto riguarda il piano di cura, gli aggiornamenti del paziente e qualsiasi preoccupazione.

Utilizzare strumenti di collaborazione: dalle cartelle cliniche elettroniche alle applicazioni di comunicazione specialistica, gli strumenti tecnologici possono aiutare a tenere tutti informati in tempo reale.

Promuovere la formazione interdisciplinare: quando gli specialisti comprendono le basi di altri settori, possono anticipare meglio le esigenze del team e facilitare un'assistenza completa al paziente.

Chiarire le responsabilità: evitare la confusione stabilendo chiaramente chi è responsabile di cosa. In questo modo si riduce il rischio di duplicazione o trascuratezza dell'assistenza.

Dare e ricevere feedback: un team interprofessionale può sempre migliorare. Incoraggiando un feedback costruttivo, i membri del team possono adattarsi e migliorare continuamente.

Coltivare lo spirito di squadra: le attività di team building e i momenti di relax condiviso possono rafforzare i legami tra i membri del team e facilitare una migliore collaborazione.

Essere flessibili: ogni paziente è unico e a volte il piano stabilito deve essere modificato. La capacità di adattarsi rapidamente a nuove informazioni o a situazioni mutevoli è essenziale.

Mettere il paziente al primo posto: Al di là delle aree di competenza, degli ego e delle differenze professionali, il benessere del paziente deve sempre rimanere la priorità centrale. Questo aiuta a mantenere il team concentrato e unito nel suo obiettivo.

Lavorare efficacemente con diversi specialisti richiede apertura, rispetto, comunicazione chiara e impegno per il benessere del paziente. È unendo le forze che gli specialisti possono offrire un'assistenza olistica e ottimizzata.

Capitolo 12

ASPETTI NUTRIZIONALI IN NEONATOLOGIA

L'importanza della nutrizione
per i neonati

Il periodo neonatale è una finestra critica nella vita di un individuo. In queste prime settimane di vita, il corpo subisce trasformazioni rapide e fondamentali che getteranno le basi per la salute futura. Al centro di questi cambiamenti c'è la nutrizione. Le esigenze nutrizionali dei neonati sono specifiche, intense e cruciali per una crescita e uno sviluppo sani.

    Crescita rapida : I neonati, in particolare quelli prematuri, subiscono una crescita esponenziale. Il fabbisogno calorico e nutrizionale in questo periodo è quindi proporzionalmente più elevato rispetto a qualsiasi altra fase della vita. Un'alimentazione adeguata assicura una crescita sana di ossa, muscoli e organi.

Sviluppo del cervello: i primi mesi di vita sono essenziali per lo sviluppo del cervello. Gli acidi grassi come l'omega-3 sono fondamentali per la formazione dei neuroni e delle sinapsi. Un apporto nutrizionale ottimale influisce positivamente sulle future capacità cognitive ed emotive.

Sistema immunitario: il sistema immunitario del neonato si sta ancora sviluppando. Il colostro, la prima forma di latte materno, è ricco di anticorpi che proteggono il bambino dalle infezioni. Inoltre, una corretta alimentazione rafforza la barriera intestinale, riducendo il rischio di infezioni.

Metabolismo: un'alimentazione adeguata durante il periodo neonatale può avere un impatto duraturo sul metabolismo di un individuo. Influenza la regolazione del peso, la tolleranza al glucosio e altri aspetti metabolici per tutta la vita.

Sviluppo motorio: l'alimentazione influenza la forza muscolare e la coordinazione. Un apporto adeguato di proteine e micronutrienti è essenziale per lo sviluppo motorio.

Prevenzione delle malattie: Le carenze nutrizionali in questa fase iniziale possono predisporre a malattie croniche in età adulta, come il diabete, l'ipertensione e alcune patologie cardiache.

Regolazione ormonale: gli ormoni svolgono un ruolo chiave nella crescita e nello sviluppo. L'alimentazione influenza la produzione e la regolazione di questi ormoni.

Benessere emotivo: anche se meno evidente, esiste un legame tra nutrizione e umore. Gli squilibri nutrizionali possono influenzare il comportamento e l'umore, anche nei neonati.

Buona digestione: un sistema digestivo sano inizia con una buona alimentazione. Assicura una flora intestinale sana, riducendo il rischio di coliche, costipazione e altri disturbi digestivi.

Il ruolo della nutrizione per i neonati è quindi profondamente radicato in ogni aspetto del loro sviluppo e della loro salute. Assicurando una nutrizione ottimale fin dai primi giorni di vita, gettiamo le basi per una vita sana e soddisfacente. Non è solo un atto di alimentazione; è un atto di amore, di lungimiranza e di impegno per il futuro del bambino.

Diversi metodi di alimentazione: allattamento al seno, alimentazione enterale, alimentazione parenterale, ecc.

Il modo in cui un neonato viene nutrito dipende dal suo stato di salute, dalla sua capacità di allattare, dalle sue esigenze nutrizionali e talvolta dalle scelte dei genitori.

Ecco un'esplorazione dei diversi metodi di alimentazione che possono essere utilizzati a seconda della situazione.

- Allattamento al seno:

  - **Naturale e fisiologico:** l'allattamento al seno è il metodo più naturale e consigliato per nutrire i neonati. Il latte materno è ricco di nutrienti, anticorpi e altri fattori benefici che promuovono la crescita, la protezione e lo sviluppo.

  - **Vantaggi:** oltre ai vantaggi nutrizionali, l'allattamento al seno rafforza il legame tra madre e figlio, stimola la produzione di latte e riduce il rischio di alcune malattie sia per la madre che per il bambino.

  - **Latte artificiale:** per le madri che non possono o non vogliono allattare al seno, il latte artificiale è un'alternativa. È progettato per essere il più simile possibile alla composizione del latte materno.

- Alimentazione enterale :

  - **Introduzione:** L'alimentazione enterale viene utilizzata per i bambini che non possono succhiare o deglutire in modo efficace, ma il cui sistema digestivo funziona normalmente.

  - **Tubo nasogastrico:** un tubo sottile viene inserito attraverso il naso, passa attraverso l'esofago e termina nello stomaco. Consente di somministrare il latte direttamente nello stomaco.

  - **Tubo orogastrico:** simile al tubo nasogastrico, questo tubo viene inserito attraverso la bocca.

  - **Tubo naso-intestinale:** questo tubo va oltre lo stomaco, terminando nell'intestino tenue, e viene generalmente utilizzato quando lo stomaco non è in grado di elaborare correttamente il cibo.

Nutrizione parenterale :

Introduzione: La nutrizione parenterale viene utilizzata quando il sistema digestivo del bambino non può o non deve essere utilizzato. I nutrienti vengono somministrati direttamente nel flusso sanguigno.

Nutrizione parenterale totale (TPN): Quando tutte le esigenze nutrizionali sono coperte da questo metodo.

Nutrizione parenterale parziale: viene utilizzata per integrare la nutrizione enterale.

Via di somministrazione: i nutrienti vengono generalmente somministrati tramite un catetere venoso centrale o periferico.

Ognuno di questi metodi ha i propri vantaggi, rischi e indicazioni. La scelta dipende spesso dalle condizioni cliniche del bambino, dalle sue esigenze nutrizionali e dalla capacità dei genitori e degli assistenti di gestire il metodo scelto. Ciò che accomuna tutti questi metodi è l'obiettivo finale: garantire che ogni neonato riceva la nutrizione necessaria per crescere e svilupparsi in buona salute. Una stretta collaborazione tra professionisti della salute, genitori e assistenti è essenziale per realizzare questa missione.

Sfide nutrizionali comuni e soluzioni

L'alimentazione svolge un ruolo essenziale nello sviluppo sano di un neonato, in particolare nell'unità neonatale, dove i bambini possono avere esigenze specifiche dovute alla nascita prematura o a condizioni mediche. Comprendere le sfide nutrizionali più comuni e sapere come reagire ad esse è fondamentale per il personale di assistenza.

Aumento di peso insufficiente :

Sfida: i neonati, soprattutto quelli prematuri, possono avere difficoltà a prendere peso.

Soluzione: aumentare la densità calorica del latte o della formula, monitorare attentamente l'assunzione e la crescita e consultare un nutrizionista pediatrico per raccomandazioni specifiche.

Intolleranza alimentare :

Sfida: i segni includono vomito, diarrea, gonfiore e feci anomale.

Soluzione: ridurre o distanziare le assunzioni, utilizzare formule specializzate, fare attenzione ai segni di allergie o intolleranze.

Enterocolite necrotizzante (NEC) :

Sfida: si tratta di una grave malattia intestinale che può verificarsi nei bambini prematuri.

Soluzione: utilizzare il latte materno, che sembra ridurre il rischio, monitorare attentamente i segni di NEC e interrompere l'allattamento in caso di comparsa dei sintomi, iniziando un trattamento medico appropriato.

Difficoltà di suzione e deglutizione :

Sfida: i bambini prematuri potrebbero non aver ancora sviluppato i riflessi necessari per succhiare e deglutire in modo efficace.

Soluzione: utilizzare tecniche di sostegno dell'allattamento al seno, tettarelle specializzate o considerare metodi di alimentazione alternativi come i tubi.

Ipoglicemia :

Sfida: alcuni bambini possono avere bassi livelli di zucchero nel sangue dopo la nascita.

Soluzione: monitoraggio regolare dei livelli di glucosio nel sangue, assunzione rapida di glucosio o latte e, nei casi più gravi, utilizzo di soluzioni di glucosio per via endovenosa.

Carenze di vitamine e minerali :

Sfida: i bambini prematuri possono avere un fabbisogno maggiore di alcune vitamine e minerali.

Soluzione: integrazione con vitamine e minerali specifici, come raccomandato, e monitoraggio regolare dei livelli ematici.

Iperbilirubinemia o ittero:

Sfida: è causata da un eccesso di bilirubina nel sangue, spesso visibile come una colorazione gialla della pelle.

Soluzione: aumentare l'apporto dietetico per favorire l'escrezione di bilirubina e ricorrere alla fototerapia, se necessario.

Le sfide nutrizionali in neonatologia richiedono un approccio personalizzato e multidisciplinare, che coinvolge pediatri, nutrizionisti, infermieri e genitori. Una comprensione approfondita di queste sfide e un intervento precoce possono fare una differenza significativa per la salute e lo sviluppo a lungo termine del neonato.

Capitolo 13

FARMACOLOGIA SPECIFICA NEONATOLOGIA

Farmaci comunemente utilizzati e le loro indicazioni

La farmacoterapia in neonatologia è complessa a causa della fisiologia unica dei neonati, in particolare di quelli prematuri. Ecco un elenco non esaustivo dei farmaci comunemente utilizzati e delle loro principali indicazioni.

- Surfattante polmonare :
    - **Indicazione:** trattamento del distress respiratorio nei neonati prematuri.
    - **Meccanismo:** sostituisce il surfattante naturale dei polmoni, che può mancare nei neonati prematuri.
- Caffeina :
    - **Indicazione:** apnea nei neonati prematuri.
    - **Meccanismo:** stimola il centro respiratorio per ridurre gli episodi di apnea.
- Antibiotici (come ampicillina e gentamicina):
    - **Indicazione:** infezioni sospette o confermate.
    - **Meccanismo:** lotta contro i batteri patogeni.
- Furosemide :
    - **Indicazione:** edema polmonare o insufficienza cardiaca.
    - **Meccanismo:** Diuretico che aumenta l'escrezione renale di acqua ed elettroliti.
- Dopamina, Dobutamina :
    - **Indicazione:** insufficienza cardiaca o shock.
    - **Meccanismo:** aumenta la forza di contrazione cardiaca e/o la pressione sanguigna.
- Indometacina, Ibuprofene :
    - **Indicazione:** chiusura del dotto arterioso persistente.
    - **Meccanismo:** inibisce la prostaglandina, favorendo la chiusura del canale.

Vitamina K :

- **Indicazione:** profilassi della malattia emorragica nei neonati.
- **Meccanismo:** essenziale per la coagulazione del sangue.

Eritropoietina :

- **Indicazione:** anemia della prematurità.
- **Meccanismo:** stimola la produzione di globuli rossi.

Aciclovir :

- **Indicazione:** infezioni da Herpes simplex.
- Meccanismo: antivirale.

Fenobarbital, levetiracetam :

Indicazione: crisi epilettiche.

Meccanismo: farmaci antiepilettici.

Ranitidina, Omeprazolo :

Indicazione: malattia da reflusso gastro-esofageo o ulcere.

Meccanismo: riduce la produzione di acido gastrico.

È importante notare che la farmacocinetica e la farmacodinamica dei farmaci variano notevolmente nei neonati, in particolare in quelli prematuri. Di conseguenza, le dosi, le indicazioni e gli effetti collaterali possono differire da quelli dei bambini più grandi o degli adulti. Consultare sempre le risorse specialistiche appropriate quando si prescrivono o si somministrano farmaci a questa popolazione.

Dosaggio, somministrazione e monitoraggio degli effetti collaterali

In neonatologia, la corretta somministrazione dei farmaci è fondamentale, data la vulnerabilità dei pazienti. Ecco un'esplorazione fluida di questi elementi chiave.

L'arte del dosaggio

Ogni millilitro conta in neonatologia. Il dosaggio si basa generalmente sul peso del neonato, spesso in mg/kg. Questo calcolo è essenziale, poiché una semplice deviazione può avere conseguenze importanti. Si deve tenere conto anche dello sviluppo fisiologico del bambino, poiché il metabolismo, l'escrezione e la distribuzione dei farmaci variano in base all'età gestazionale e postnatale.

Somministrazione: precisione chirurgica

Esistono molte vie di somministrazione in neonatologia: orale, endovenosa, intra-arteriosa, sottocutanea, intramuscolare, intratecale e altre ancora. Ogni via ha le sue caratteristiche specifiche:

- **Orale:** spesso viene preferito per la sua semplicità, ma la capacità di assorbimento può variare nei neonati prematuri.
- **Per via endovenosa:** offre una rapida insorgenza dell'azione, ma richiede un monitoraggio supplementare del sito di iniezione per prevenire le infezioni.

Monitoraggio degli effetti collaterali: un occhio attento

Anche con un dosaggio impeccabile, gli effetti collaterali sono sempre possibili. Alcuni segnali sono evidenti, come un'eruzione cutanea, mentre altri, come l'insufficienza renale, richiedono un'analisi più dettagliata. L'osservazione è la parola chiave. Qualsiasi cambiamento nel comportamento, nella respirazione, nel colore della pelle o persino nella consistenza delle feci può essere un indizio.

Ma il monitoraggio non si ferma qui. Possono essere necessari controlli regolari, come esami del sangue, ecografie e radiografie, per individuare eventuali complicazioni.

Collaborazione: la chiave della sicurezza

La sicurezza dei farmaci è una responsabilità condivisa. Farmacisti, medici e infermieri devono lavorare a stretto contatto per garantire la somministrazione del trattamento corretto. Gli errori sono umani, ma in neonatologia i margini di errore sono ridotti. Spesso si pratica un doppio o triplo controllo delle dosi.

Educazione dei genitori

Anche l'educazione dei genitori è fondamentale. Devono capire perché viene somministrato un farmaco, quali sono gli effetti attesi e quali sono i segnali di allarme a cui prestare attenzione a casa, soprattutto se il bambino è stato dimesso dall'unità di cura.

La neonatologia è un campo in cui ogni dettaglio conta. Dosaggio, somministrazione e monitoraggio sono pilastri essenziali della gestione dei farmaci. Si tratta di un balletto delicato, dove la scienza incontra l'arte, con l'unico obiettivo di garantire il benessere del neonato.

Farmacocinetica specifica nei neonati

Il neonato, e in particolare il bambino prematuro, è un'entità fisiologica unica con caratteristiche specifiche che influenzano profondamente la farmacocinetica dei farmaci. Immergiamoci senza soluzione di continuità in questo affascinante mondo di farmaci e neonati.

Un corpo in costante cambiamento

All'inizio della vita, tutto è in movimento. Organi, sistemi, circolazione... si evolvono a velocità vertiginosa. Questi cambiamenti hanno un impatto sul modo in cui i farmaci vengono assorbiti, distribuiti, metabolizzati ed espulsi.

Assorbimento: assunzione su misura

La via di somministrazione ha un'influenza importante sull'assorbimento. Ad esempio, la pelle di un neonato prematuro è più sottile e meno matura, rendendo più imprevedibile la penetrazione dei farmaci somministrati per via transdermica. La ridotta acidità gastrica nei neonati influenza anche l'assorbimento dei farmaci somministrati per via orale.

Distribuzione: Un Voyage Particulier

Le proporzioni di acqua e grasso nel corpo di un neonato differiscono da quelle di un adulto. Con una proporzione maggiore di acqua, i farmaci idrosolubili possono avere un volume di distribuzione maggiore. Inoltre, poiché il sistema di proteine trasportatrici è ancora immaturo, questo può influenzare il legame dei farmaci con le proteine plasmatiche, rendendo disponibili più farmaci per l'azione.

Metabolismo: una fabbrica di farmaci

Il fegato è l'organo principale per il metabolismo dei farmaci. Nei neonati, in particolare quelli prematuri, il fegato è immaturo. Alcuni sistemi enzimatici, come il citocromo P450, possono non essere completamente funzionanti. Questo può rallentare il metabolismo di alcuni farmaci e aumentarne la durata d'azione o gli effetti collaterali.

Escrezione: un sistema delicato ma lento

I reni sono i principali organi escretori. Ma come il fegato, i reni dei neonati sono immaturi. La loro capacità di filtrare, riassorbire e secernere può essere ridotta, influenzando la durata della permanenza di un farmaco nel sistema.

La chiave: la necessaria individualizzazione

Tutte queste caratteristiche specifiche fanno sì che lo stesso farmaco possa agire in modo diverso da un bambino all'altro. Ecco perché la farmacocinetica neonatale richiede l'individualizzazione delle dosi, un attento monitoraggio e una stretta collaborazione tra i vari membri dell'équipe medica.

Comprendere la farmacocinetica specifica dei neonati è essenziale se vogliamo garantire che i farmaci siano somministrati in modo sicuro ed efficace. Si tratta di una sfida, certamente, ma che è alla base della garanzia di un futuro sano per queste piccole vite fragili.

Capitolo 14

TERAPIE COMPLEMENTARI E ALTERNATIVE

Approcci non convenzionali
Neonatologia: musicoterapia, tocco terapeutico

Nel cuore del mondo medico, dove dominano la tecnologia e la scienza, la neonatologia si distingue per la sua capacità di riconoscere l'importanza dell'umanità e dell'intuizione. Oltre alle cure mediche avanzate, il mondo dell'assistenza neonatale ha gradualmente incorporato terapie non convenzionali per migliorare la qualità dell'assistenza. Addentriamoci nel dolce mondo della musicoterapia e del tocco terapeutico.

Musicoterapia: la dolce melodia del benessere
La musica, in tutte le sue forme, è da tempo riconosciuta per le sue proprietà terapeutiche. In neonatologia, la musicoterapia offre una dolce oasi in un ambiente talvolta rumoroso e stressante.

- **Impatto fisiologico**: gli studi hanno dimostrato che la musica soft può stabilizzare la frequenza cardiaca, migliorare la saturazione di ossigeno e ridurre i livelli di stress nei neonati prematuri.
- **Stimolazione neurologica**: la musica aiuta il cervello a maturare, stimolando le regioni associate all'ascolto e all'elaborazione uditiva.
- **Legame genitore-bambino**: Cantare o suonare musica per il suo bambino può aiutare a rafforzare il legame emotivo, soprattutto quando un genitore si sente impotente di fronte alle sfide mediche.

Tocco terapeutico: il potere della mano premurosa
Il tatto è uno dei primi sensi a svilupparsi nell'utero. In neonatologia, il tocco terapeutico va oltre il semplice contatto fisico.

- **Massaggio del bambino**: i massaggi delicati possono aiutare a regolare le funzioni corporee, migliorare la digestione e favorire il sonno. Per i genitori, massaggiare il bambino può essere un modo per essere attivi nel prendersi cura di lui e stabilire un legame.

Metodo pelle a pelle o canguro: questo metodo, che prevede di appoggiare il bambino nudo al petto del genitore, può avere effetti incredibili sulla regolazione termica, sulla stabilizzazione cardiaca e respiratoria e sull'allattamento.

Ognuno di questi approcci non convenzionali apporta una dimensione in più all'assistenza neonatale. Riconoscono che, oltre ad essere esseri fragili che necessitano di cure mediche, i neonati sono anche esseri umani sensibili, che rispondono all'amore, al tatto e alla musica. In questa delicata danza della vita, la fusione di scienza e sensibilità crea una sinfonia di cure olistiche per i nostri pazienti più piccoli.

Studi e benefici associati

Quando si tratta di curare i neonati, in particolare quelli prematuri, l'importanza degli studi basati sull'evidenza è indiscutibile. È attraverso questa lente scientifica che gli approcci non convenzionali, come la musicoterapia e il tocco terapeutico, rivelano i loro notevoli benefici, sostenendo la guarigione, la crescita e lo sviluppo dei piccoli pazienti neonatali. Continui a leggere per scoprire gli studi e i benefici associati a queste pratiche terapeutiche alternative.

Studi sulla musicoterapia

Ricerca clinica: la ricerca dimostra che la musica, selezionata e somministrata in modo specifico, può influenzare positivamente la fisiologia dei neonati. Gli studi hanno dimostrato miglioramenti significativi nella stabilità dei segni vitali, nel comportamento di veglia e di sonno e nella capacità di alimentazione.

- **Benefici comprovati**: oltre ai benefici fisiologici, la musicoterapia può contribuire allo sviluppo neurologico, stimolando le vie uditive e rafforzando il legame genitore-bambino.

Studi sul tocco terapeutico

- **Prove scientifiche**: il tocco terapeutico, in particolare il massaggio e il contatto pelle a pelle, è ampiamente studiato. I bambini che beneficiano di questo intervento mostrano miglioramenti nell'aumento di peso, nella regolazione della temperatura e una riduzione dello stress e del dolore.

- **Benefici comprovati**: i benefici si estendono anche alla salute mentale dei genitori, che sperimentano meno stress e ansia e un legame emotivo più forte con il loro bambino.

Studi su altri approcci complementari

- **Esplorazione scientifica**: Attualmente si stanno esplorando altre terapie complementari, come la terapia della luce e la terapia animale. Anche se i dati stanno ancora emergendo, i risultati preliminari sono promettenti.

- **Potenziali benefici**: queste terapie hanno il potenziale di migliorare l'umore, ridurre l'ansia e contribuire al benessere generale dei neonati e delle loro famiglie.

L'assimilazione di approcci non convenzionali nell'assistenza neonatale si basa su studi e prove scientifiche solide. Questi metodi complementari, integrati con attenzione e rispetto nelle cure convenzionali, arricchiscono l'esperienza assistenziale dei neonati e delle loro famiglie, offrendo un percorso di guarigione olistico e armonioso.

Come integrarli in modo sicuro

In neonatologia, la sicurezza è fondamentale. L'introduzione di terapie non convenzionali richiede un approccio ben ponderato, per garantire il benessere dei neonati e massimizzare i potenziali benefici di queste pratiche. Ecco come incorporarle in modo sicuro.

Valutazione preliminare
- **Check-up medico**: prima di qualsiasi intervento, è essenziale una valutazione completa dello stato di salute del neonato. Alcune condizioni mediche possono rendere la terapia inappropriata o richiedere degli aggiustamenti.
- **Conoscenza del background**: è fondamentale capire il background del bambino, le reazioni precedenti a vari stimoli e qualsiasi altra informazione rilevante che possa influenzare il modo in cui risponde alla terapia.

Formazione professionale
- **Certificazione e formazione**: si assicuri che gli operatori siano certificati e formati nella terapia specifica che offrono. Ad esempio, un musicoterapeuta qualificato avrà una conoscenza approfondita di come utilizzare la musica in modo terapeutico con i neonati.
- **Formazione continua**: la medicina è in costante evoluzione, così come le terapie complementari. È quindi essenziale che i professionisti si sottopongano a una formazione regolare per tenersi aggiornati.

Protocolli e linee guida
- **Sviluppare protocolli**: stabilire protocolli chiari per ogni terapia. Questo include indicazioni, controindicazioni, durata, frequenza e qualsiasi altro dettaglio rilevante.
- **Follow-up e monitoraggio**: come per le cure mediche tradizionali, il monitoraggio continuo durante e dopo la terapia è fondamentale. Questo permette di

identificare rapidamente eventuali segni di stress o reazioni negative.

Collaborazione e comunicazione

Comunicazione interprofessionale: i terapisti devono lavorare a stretto contatto con il team medico. Uno scambio regolare di informazioni assicura che tutti siano al corrente dei progressi, delle preoccupazioni o delle modifiche del piano di cura.

Informare i genitori: i genitori devono essere informati in modo esauriente su ciò che comporta ogni terapia, sui potenziali benefici, sui possibili rischi e su ciò che possono aspettarsi. Il loro consenso informato è fondamentale.

Rivalutazione e aggiustamenti

Feedback: dopo ogni sessione, si prenda un momento per valutare come il bambino ha risposto. Questo aiuterà a perfezionare le sessioni future per massimizzare i benefici.

Flessibilità: essere pronti ad adattare o interrompere una terapia se non sembra essere benefica o se causa disagio.

L'integrazione sicura di approcci non convenzionali nell'assistenza neonatale richiede un'attenta pianificazione, una formazione specialistica, una comunicazione costante e una valutazione continua. Con questi elementi in atto, queste terapie possono offrire un'aggiunta preziosa alla gamma di cure disponibili per i neonati e le loro famiglie.

Capitolo 15

L'IMPORTANZA DELL'ASSISTENZA INCENTRATO SULLA FAMIGLIA

Coinvolgimento dei genitori nella cura del proprio figlio

Nell'accogliente ma a volte spaventoso mondo dell'unità neonatale, i genitori svolgono un ruolo essenziale, agendo come pilastri emotivi e fisici per il loro neonato. Mentre gli operatori sanitari sono impegnati a lavorare intorno a incubatrici, monitor e altre apparecchiature mediche, i genitori si trovano spesso ad affrontare una serie di emozioni: ansia, speranza, senso di colpa e desiderio di sentirsi utili. In questo contesto, il coinvolgimento attivo dei genitori nella cura del loro bambino non è vantaggioso solo per il bambino, ma anche per loro stessi.

I benefici del coinvolgimento dei genitori
Quando i genitori sono coinvolti attivamente nell'assistenza, ci sono diversi vantaggi:

- **Rafforzare il legame emotivo**: il contatto pelle a pelle, noto anche come "canguro", favorisce la vicinanza e il legame tra il bambino e i genitori. Questa interazione stimola la produzione di ossitocina, l'ormone dell'attaccamento.
- **Stimolazione dello sviluppo**: l'interazione genitore-bambino può aiutare a migliorare la regolazione della temperatura del bambino, a stabilizzare la frequenza cardiaca e persino a promuovere una crescita migliore.
- **Riduzione dello stress**: per i bambini, sentire la presenza rassicurante dei genitori può ridurre i livelli di stress. E per i genitori, sentirsi attivi e utili può aiutare a ridurre l'ansia e il senso di impotenza.

Gesti semplici ma preziosi

- **Alimentazione**: che sia con l'allattamento al seno o con il biberon, l'alimentazione del bambino è un momento intimo di connessione.
- **Fare il bagno**: imparare a fare il bagno a un neonato prematuro o malato può intimorire, ma è un'abilità che

i genitori possono padroneggiare con il supporto dell'equipe medica.

Cantare e parlare: Parlare, cantare o semplicemente sussurrare all'orecchio del suo bambino può rassicurarlo e rafforzare il legame genitore-figlio.

Una partnership con il team medico

Formazione e istruzione: Infermieri e medici possono insegnare ai genitori le basi dell'assistenza neonatale, facendoli familiarizzare con le attrezzature e le routine.

Coinvolgimento nel processo decisionale: il coinvolgimento dei genitori nel processo decisionale relativo alla cura del loro bambino rafforza il loro ruolo centrale nel team di cura.

Sostegno emotivo: riconoscere e convalidare le emozioni dei genitori, ascoltarli e offrire loro un sostegno psicologico è fondamentale per il loro benessere.

Il coinvolgimento dei genitori nella cura del loro bambino nell'unità neonatale trascende il semplice atto di "prendersi cura". Crea un triangolo di amore, dedizione e scienza, in cui ogni membro - il bambino, i genitori e l'équipe medica - svolge un ruolo insostituibile nel garantire il miglior inizio possibile della vita di questo nuovo piccolo essere.

Approccio olistico : considerare il neonato nell'ambiente familiare

L'approccio olistico in neonatologia non si limita al trattamento dei sintomi o delle condizioni mediche del neonato. Prende in considerazione il bambino nel suo insieme, integrando il suo ambiente fisico, emotivo, sociale e persino spirituale. In questo senso, la famiglia svolge un ruolo fondamentale. Riconoscere l'importanza di questo ambiente familiare e includerlo attivamente nel processo di cura aiuta a creare un equilibrio armonioso tra le esigenze mediche del neonato e il suo benessere generale.

Il bambino al centro di una rete di interazioni
Ogni neonato è un'entità unica, ma è anche il prodotto di una storia, di una cultura e di una rete familiare. Le loro interazioni con le persone più vicine, anche in un'età così tenera, danno forma alla loro esperienza del mondo.

- **Legame emotivo**: i primi giorni e le prime settimane di vita del bambino sono fondamentali per stabilire un legame emotivo con i genitori. Questo legame emotivo serve come base per il futuro sviluppo emotivo del bambino.
- **Trasmissione culturale**: i rituali, le canzoni, le storie e le pratiche culturali trasmesse dalla famiglia giocano un ruolo decisivo nell'ancorare la cultura e l'identità del bambino.

Il ruolo vitale della famiglia
Coinvolgere la famiglia nel processo di cura va ben oltre il semplice fornire conforto:

- **Comprendere i bisogni**: i genitori, in particolare, sono spesso nella posizione migliore per riconoscere i sottili segnali di benessere o disagio del loro bambino.
- **Continuità dell'assistenza**: a casa, i familiari continueranno a fornire l'assistenza quotidiana al bambino. Prepararli ed educarli è quindi essenziale per una transizione senza problemi.
- **Sostegno psicologico**: i parenti possono offrire un prezioso sostegno emotivo, sia per il bambino che per gli altri membri della famiglia, nei momenti di stress o di incertezza.

Armonizzazione con il team medico

- **Comunicazione aperta**: un rapporto di fiducia tra l'équipe medica e la famiglia è essenziale per garantire un'assistenza ottimale. La comprensione reciproca di preoccupazioni, speranze e timori facilita un'assistenza adeguata.

Istruzione e formazione: fornire alle famiglie gli strumenti e le conoscenze necessarie rafforza la loro capacità di svolgere un ruolo attivo nella cura del bambino.

L'approccio olistico alla neonatologia riconosce che ogni bambino è più di una somma di sintomi medici da trattare. È un essere umano complesso, inserito in una ricca rete di interazioni e relazioni. Ponendo il neonato al centro di un ambiente familiare amorevole e in armonia con l'équipe medica, massimizziamo le sue possibilità di uno sviluppo armonioso e soddisfacente.

Capitolo 16

SICUREZZA IN NEONATOLOGIA

Evitare gli errori medici
e garantire la sicurezza del paziente

Nel mondo della medicina, la sicurezza del paziente è una priorità assoluta. Questo compito assume un'importanza ancora maggiore in neonatologia, dove i pazienti vulnerabili e delicati richiedono un'attenzione e una precisione incessanti. Evitare gli errori medici non si basa solo sulla competenza clinica, ma anche su una cultura istituzionale, una comunicazione efficace e una formazione continua.

Ogni intervento, ogni farmaco somministrato e ogni decisione presa nell'unità neonatale ha un impatto potenzialmente duraturo sul benessere del neonato. In questa atmosfera intensa, una semplice distrazione può portare a degli errori. Ma come possiamo assicurarci che ogni azione intrapresa sia quella giusta?

Innanzitutto, è essenziale una cultura ospedaliera incentrata sulla sicurezza. I team devono adottare un approccio proattivo, anticipando i rischi e mettendo in atto protocolli chiari. Questi protocolli devono essere regolarmente rivisti e aggiornati per riflettere le migliori prassi attuali.

In secondo luogo, la comunicazione gioca un ruolo decisivo. Una trasmissione errata di informazioni, che si tratti delle condizioni di un paziente, del dosaggio di un farmaco o di una procedura da seguire, può avere conseguenze devastanti. I team devono quindi assicurarsi che ogni informazione sia chiara, accurata e confermata da tutte le parti coinvolte. Le tecnologie moderne, come le cartelle cliniche elettroniche, possono essere alleate preziose in questa ricerca di accuratezza.

Anche la formazione continua è fondamentale. La medicina si evolve rapidamente e ciò che era considerato la prassi migliore qualche anno fa potrebbe non esserlo più oggi. I professionisti della neonatologia devono quindi impegnarsi nell'apprendimento continuo, familiarizzando con i progressi e le tecniche più recenti per garantire la migliore assistenza possibile.

Infine, è fondamentale considerare l'elemento umano dietro il professionista. La stanchezza, lo stress o il burnout possono influire sulle prestazioni e sul processo decisionale. Prendersi cura dei team medici, concedendo loro tempo sufficiente per riposare e offrendo loro un supporto emotivo, significa anche garantire la sicurezza dei pazienti.

Garantire la sicurezza dei più giovani non è un compito semplice. Richiede dedizione, rigore e domande costanti. Ma mettendo sempre il benessere del neonato al centro delle nostre preoccupazioni, coltivando una cultura dell'eccellenza e investendo nella formazione e nel benessere dei nostri professionisti, possiamo ridurre al minimo gli errori e dare a ogni bambino l'inizio più sicuro possibile nella vita.

L'importanza della segnalazione e cultura della sicurezza

Nel vasto mondo della medicina, dove ogni azione può influenzare la vita di un paziente, una cultura della sicurezza è di fondamentale importanza. Questa cultura non può essere costruita dall'oggi al domani, ma si basa su un pilastro fondamentale: la segnalazione. È così che le strutture sanitarie identificano i rischi, imparano dai loro errori e, in definitiva, offrono un'assistenza più sicura.

Lungi dall'essere un'ammissione di debolezza, l'atto di denunciare è un passo coraggioso ed essenziale. In un mondo ideale, gli errori medici non esisterebbero. Tuttavia, la realtà è più complessa. L'assistenza medica fa parte di una catena di azioni e decisioni che coinvolgono molti attori. Gli errori possono verificarsi in qualsiasi punto di questa catena. Il whistleblowing è un modo per portare alla luce queste mancanze, non per punire, ma per capire e correggere.

Un'organizzazione con una forte cultura della sicurezza incoraggerà attivamente la segnalazione. I team la vedono come un'opportunità di apprendimento piuttosto che come una minaccia. Ogni incidente segnalato è un'opportunità di miglioramento, un campanello d'allarme per ripensare i protocolli, intensificare la formazione o adottare nuovi strumenti. Senza questo feedback, gli stessi errori potrebbero ripetersi all'infinito, mettendo a rischio i pazienti e minando la fiducia del pubblico nel sistema sanitario.

Inoltre, i rapporti confluiscono in un prezioso database, contribuendo a una visione più ampia delle tendenze, dei rischi emergenti e delle aree che richiedono particolare attenzione. Questa prospettiva macroscopica aiuta a guidare le politiche sanitarie, ad allocare le risorse in modo più efficace e ad anticipare le sfide future.

Ma affinché questa cultura fiorisca, dobbiamo creare un ambiente in cui il personale si senta sicuro nel riferire, senza temere ripercussioni negative. Ciò richiede una gestione impegnata, meccanismi di segnalazione chiari e accessibili e garanzie di non ritorsione.

Infine, la cultura della sicurezza, rafforzata dalla pratica sistematica della segnalazione, offre una visione più umana della medicina. Riconosce che gli operatori sanitari, per quanto possano essere dedicati e competenti, sono umani e quindi inclini all'errore. Piuttosto che stigmatizzare questi errori, cerca di imparare da essi, in modo che ogni paziente possa beneficiare di un'assistenza sempre più sicura, efficace e attenta.

Misure preventive e protocolli in atto

Nel cuore dell'assistenza neonatale, dove i pazienti sono tra i più vulnerabili, l'attuazione di misure preventive e di protocolli rigorosi è essenziale per garantire la loro sicurezza e il loro benessere. Questi protocolli sono intesi sia come garanzie contro potenziali errori, sia come guide per un'assistenza ottimale.

Formazione continua: la medicina è in continua evoluzione. Gli assistenti neonatali hanno quindi bisogno di una formazione regolare che li tenga aggiornati sugli ultimi progressi e sulle migliori pratiche. Vengono organizzate simulazioni, workshop e conferenze per garantire un aggiornamento costante delle competenze.

Liste di controllo e controlli incrociati: Per garantire che i passaggi cruciali non vengano dimenticati, si utilizzano liste di controllo, in particolare per le procedure complesse. Queste liste di controllo incoraggiano la coerenza e limitano gli errori di omissione.

Protocolli di disinfezione: i neonati hanno un sistema immunitario immaturo. I protocolli di sterilizzazione e disinfezione sono quindi essenziali per prevenire le infezioni nosocomiali.

Identificazione del paziente: Vengono adottate misure per garantire che ogni bambino sia identificato correttamente, con braccialetti di identificazione e sistemi di abbinamento madre-figlio, riducendo al minimo il rischio di errori.

Farmaci e infusioni: I protocolli assicurano che i farmaci somministrati non solo siano quelli giusti, ma anche nella giusta dose. Il doppio controllo, in cui due professionisti verificano in modo indipendente, è comunemente utilizzato.

Alimentazione infantile: esistono linee guida precise per la preparazione e la somministrazione del latte materno o del latte artificiale, con controlli regolari per evitare qualsiasi rischio di contaminazione.

Sicurezza delle apparecchiature: Le apparecchiature come le incubatrici, i ventilatori e i monitor cardiaci sono sottoposti a controlli e manutenzioni regolari per assicurarne il corretto funzionamento.

Protocollo di trasferimento: il trasferimento di un neonato, sia all'interno dell'ospedale che in un'altra struttura, è circondato da numerose precauzioni per garantire la sua sicurezza durante il trasferimento.

Supporto emotivo: l'assistenza non si limita alla dimensione fisica. Vengono messi in atto anche protocolli di supporto emotivo per i genitori che devono affrontare l'angoscia di vedere il proprio figlio nell'unità neonatale.

Revisioni di morbilità e mortalità: questi incontri regolari consentono al team di discutere casi complessi, complicazioni o decessi che si sono verificati, nell'ottica di un miglioramento continuo.

Consapevole delle sue responsabilità, l'unità neonatale si affida a una moltitudine di protocolli per garantire il più alto livello di assistenza possibile. Queste misure preventive, pur richiedendo una vigilanza costante, sono la base su cui si costruiscono la fiducia delle famiglie e la reputazione di eccellenza delle unità neonatali.

Capitolo 17

SIMULAZIONE
E
FORMAZIONE
PRATICA

L'importanza della formazione
dalla simulazione in neonatologia

Nel delicato campo della neonatologia, ogni gesto conta, ogni secondo può essere cruciale e la capacità di agire tempestivamente ed efficacemente è un prerequisito essenziale. È qui che entra in gioco la simulazione, un metodo di insegnamento che ha rivoluzionato il modo in cui gli operatori sanitari si preparano a gestire situazioni complesse in neonatologia.

Apprendere in un ambiente sicuro: la simulazione offre uno spazio in cui gli errori non hanno conseguenze reali, consentendo ai discenti di esercitarsi senza rischi. È un terreno di formazione in cui i professionisti possono familiarizzare con situazioni rare o critiche senza mettere a rischio la vita di un paziente.

Riproduzione di scenari reali: grazie a manichini sofisticati e ad ambienti di simulazione ad alta tecnologia, è possibile riprodurre fedelmente scenari clinici che vanno dal distress respiratorio alla rianimazione neonatale. Ciò offre un'esperienza immersiva difficilmente eguagliabile da altri metodi di insegnamento.

Rafforzare le competenze tecniche: la simulazione aiuta a perfezionare le competenze tecniche, che si tratti di intubare un bambino prematuro, di inserire una linea venosa o di utilizzare correttamente le attrezzature.

Sviluppare le competenze non tecniche: al di là delle competenze puramente tecniche, la simulazione sottolinea competenze altrettanto vitali come la comunicazione, il lavoro di squadra, il processo decisionale e la gestione dello stress.

Valutazione e feedback: dopo ogni simulazione, è essenziale una fase di debriefing. Offre l'opportunità di discutere ciò che è andato bene, le aree da migliorare e le lezioni da imparare. Questo feedback diretto è prezioso per l'apprendimento e il consolidamento delle competenze.

Prepararsi a situazioni rare: alcune complicazioni in neonatologia sono rare, ma quando si presentano, richiedono un'azione rapida e competente. La simulazione ci permette di prepararci a queste eventualità, anche se non si verificano mai nella pratica reale.

Promuovere una cultura della sicurezza: riproducendo scenari che incorporano errori comuni, la simulazione aiuta a rendere i professionisti consapevoli delle potenziali insidie, promuovendo così una cultura della sicurezza proattiva.

Interdisciplinarietà: le sessioni di simulazione possono riunire diverse professioni, dai medici agli infermieri ai fisioterapisti, favorendo una migliore comprensione dei rispettivi ruoli e rafforzando lo spirito di squadra.

Aggiornamento regolare: con l'evoluzione della medicina, gli scenari di simulazione possono essere adattati per riflettere i cambiamenti nelle pratiche, nelle linee guida o nelle raccomandazioni.

La formazione basata sulla simulazione in neonatologia è molto più di un semplice strumento didattico: è un pilastro centrale della formazione moderna, che garantisce che i professionisti siano pronti a fornire un'assistenza di altissima qualità ai pazienti neonatali e alle loro famiglie. In una specialità in cui i margini di errore sono ridotti, questa preparazione è preziosa.

Scenari comuni e come la preparano alla realtà clinica

La simulazione di neonatologia utilizza scenari accuratamente sviluppati per simulare situazioni cliniche comuni. Questi scenari svolgono un ruolo fondamentale nella preparazione degli operatori sanitari alla realtà del settore. Ecco alcuni esempi comuni e come forniscono una formazione nella realtà clinica:

- Distress respiratorio alla nascita :
  - **Scenario:** un neonato mostra segni di difficoltà respiratoria subito dopo il parto.
  - **Apprendimento:** Questo scenario prepara il personale a identificare rapidamente i sintomi, ad avviare la ventilazione con maschera e persino a eseguire l'intubazione, se necessario. Sottolinea la comunicazione efficace tra i membri del team e l'importanza di una rapida stabilizzazione.
- Rianimazione neonatale :
  - **Scenario:** un neonato non respira e non ha un ritmo cardiaco rilevabile dopo la nascita.
  - **Apprendimento:** questo esercizio insegna le fasi della rianimazione cardiopolmonare neonatale, la coordinazione del team e l'uso appropriato di farmaci e attrezzature.

- Inserimento di una vena ombelicale :
  - **Scenario:** un neonato prematuro richiede una somministrazione urgente di farmaci e un accesso endovenoso.
  - **Apprendimento:** i partecipanti imparano come inserire correttamente una vena ombelicale, un'abilità delicata ma essenziale in neonatologia.

Sospetta emorragia meningea :

Scenario: un neonato si presenta con sintomi neurologici e richiede una puntura lombare.

Apprendimento: gli assistenti si esercitano a eseguire questa procedura tecnica in condizioni di calma e sicurezza, gestendo l'ansia dei genitori.

Comunicare le cattive notizie:

Scenario: i genitori devono essere informati di una grave anomalia o complicazione riguardante il loro bambino.

Punti di apprendimento: questo scenario, spesso rappresentato con attori che interpretano il ruolo dei genitori, insegna le capacità di comunicazione empatica e chiara.

Trasferimento di un paziente critico :

Scenario: un neonato richiede il trasferimento urgente in un'unità specializzata.

Apprendimento: il personale impara a stabilizzare e preparare i neonati per il trasporto, comunicando in modo efficace con i team di trasporto e le unità di accoglienza.

Gestire un'epidemia in un'unità:

Scenario: diversi neonati sviluppano un'infezione nosocomiale.

Apprendimento: gli assistenti si esercitano a identificare la fonte, a implementare le misure di isolamento e a comunicare con i genitori e gli altri servizi.

Questi scenari, insieme a molti altri, immergono i professionisti in situazioni che probabilmente incontreranno nella loro carriera. Sperimentandole in un ambiente controllato, acquisiscono sicurezza e competenza, pronti ad affrontare la realtà clinica con sicurezza e competenza.

131

Feedback, debriefing
e miglioramento continuo

Il mondo della neonatologia è complesso, delicato e in continua evoluzione. Ogni intervento, ogni azione, ogni decisione può avere enormi ripercussioni. In questo contesto, la cultura del feedback, del debriefing e del miglioramento continuo è di fondamentale importanza. Questo è il percorso verso l'eccellenza, assicurando che i neonati ricevano le migliori cure possibili.

L'importanza del feedback :
Istantaneità: un feedback immediato dopo una procedura o un'interazione può aiutare a rafforzare una buona pratica o a correggere rapidamente un errore. In neonatologia, dove ogni secondo conta, questa velocità è essenziale.
Costruttività: l'obiettivo di un buon feedback non è criticare, ma costruire. Si tratta di condividere osservazioni, suggerimenti e incoraggiamenti per aiutare ogni membro del team a migliorare.
Il potere del debriefing :
Riflessione collettiva: dopo una situazione critica, un debriefing consente al team di riunirsi, discutere gli eventi, capire cosa è andato bene e identificare le aree di miglioramento.
Apprendimento emotivo: in neonatologia, le emozioni possono essere intense. Il debriefing offre uno spazio per elaborare queste emozioni, offrendo sostegno e comprensione.
Impegno al miglioramento continuo:
Aggiornamento delle competenze: la medicina è in continua evoluzione. È essenziale

che i professionisti si tengano aggiornati sulle ultime ricerche, tecniche e raccomandazioni.

- **Adattare i protocolli:** in base al feedback, i protocolli possono essere adattati per garantire un'assistenza più sicura ed efficace.
- **Incorporare le tecnologie:** Con l'emergere di nuove tecnologie, è fondamentale adattarsi per massimizzare il loro potenziale al servizio dei pazienti.

Cultura della sicurezza :

- **Segnalare gli incidenti:** Piuttosto che punire gli errori, dobbiamo considerarli come opportunità di apprendimento. Se segnalati rapidamente, questi errori possono portare a miglioramenti importanti.
- **Trasparenza:** una cultura in cui ogni membro si sente al sicuro nel condividere le sue preoccupazioni, i suoi dubbi e i suoi errori è essenziale per un miglioramento continuo.

La neonatologia è un settore in cui il margine di errore è minimo e ci si aspetta l'eccellenza. Il feedback, il debriefing e il miglioramento continuo non sono semplici 'aggiunte' alla pratica, ma sono il cuore dell'assistenza di qualità. Tutti i membri del team, dagli infermieri ai pediatri, hanno la responsabilità collettiva di abbracciare questi principi per garantire che ogni bambino abbia le migliori possibilità di iniziare la vita in modo sano.

Capitolo 18

LASCIARE L'UNITÀ NEONATOLOGIA E FOLLOW-UP

Preparazione per il viaggio :
valutazione e formazione dei genitori

Quando i segni vitali del neonato si stabilizzano e il suo stato di salute migliora, la prospettiva di portarlo a casa è dietro l'angolo. Tuttavia, questa fase, attesa con impazienza da molti genitori, è anche carica di apprensione. Al centro di questa transizione, l'infermiera neonatale svolge un ruolo cruciale nel garantire che la dimissione dall'ospedale avvenga senza problemi. La preparazione a questa fase è duplice: comporta sia la valutazione medica del bambino che l'educazione dei genitori.

Valutazione del neonato :

Stabilità clinica: soprattutto, è fondamentale assicurarsi che il neonato sia abbastanza stabile da lasciare l'ambiente controllato dell'unità neonatale. Ciò comporta controlli regolari dei segni vitali, la capacità di mantenere la temperatura corporea e un regolare aumento di peso.

Esami finali: i test di screening, come il test di Guthrie, vengono eseguiti per identificare eventuali anomalie metaboliche o genetiche.

Vaccinazioni: a seconda della sua età e della durata della degenza, potrebbero essere richieste alcune vaccinazioni prima della dimissione.

Educazione dei genitori :

Assistenza di base: sebbene alcuni genitori abbiano già figli propri, l'assistenza specifica da prestare a un bambino prematuro o a un neonato che ha richiesto un ricovero in neonatologia è fondamentale. Devono essere addestrati a procedure essenziali come il bagnetto, il cambio del pannolino e la misurazione della temperatura.

Alimentazione: i genitori devono sentirsi a proprio agio con il metodo di alimentazione scelto, che sia l'allattamento al seno, il biberon o, in alcuni casi, l'alimentazione enterale.

Segnali d'allarme: riconoscere i segnali di disagio nel proprio figlio è fondamentale. I genitori devono sapere quando cercare aiuto e non esitare in caso di dubbio.

Appuntamenti medici: i follow-up post-ospedalieri sono essenziali, comprese le consultazioni con il pediatra, i fisioterapisti o gli specialisti, se necessario.

Supporto emotivo :

Condividere le emozioni: Lasciare l'ospedale è un misto di eccitazione e preoccupazione. L'infermiera è a disposizione per rassicurare, ascoltare e guidare i genitori in questa nuova fase.

Risorse esterne: è fondamentale far conoscere ai genitori le associazioni, i gruppi di sostegno e i professionisti specializzati che possono aiutarli nelle settimane e nei mesi a venire.

La preparazione alla dimissione dall'ospedale è un passo fondamentale, un vero e proprio ponte tra l'ambiente sicuro dell'ospedale e il bozzolo familiare. Con una preparazione meticolosa, un supporto comprensivo e una comunicazione aperta, l'infermiera neonatale può garantire una transizione calma e rassicurante per i genitori e il loro bambino.

Il ruolo dell'infermiere
nel monitoraggio post-neonatale

Il passaggio dalla neonatologia a casa è una pietra miliare nel percorso di salute di un neonato. Sebbene il ruolo dell'infermiera neonatale sia predominante durante la degenza, la sua influenza non si ferma alle porte dell'ospedale. Il monitoraggio post-neonatale è di vitale importanza, in quanto assicura la continuità delle cure e garantisce la sicurezza e il benessere del neonato.

- Visite a domicilio :
Per alcuni neonati, si possono organizzare visite a domicilio, che consentono all'infermiera di valutare l'ambiente del bambino, di verificare che le raccomandazioni mediche siano seguite e di fornire supporto ai genitori.
- Cliniche di follow-up :
Molte unità neonatali offrono cliniche post-neonatali. L'infermiera svolge un ruolo chiave in questo caso, valutando la crescita e lo sviluppo del neonato, somministrando le vaccinazioni e assicurandosi che tutto vada bene.
- Formazione continua :
Oltre a fornire assistenza medica, le infermiere si occupano anche di educare i genitori. Che si tratti dell'alimentazione, del sonno o delle mutate esigenze del bambino, l'infermiera fornisce consigli e raccomandazioni su come affrontare al meglio questa nuova fase.
- Rinvio ad altri specialisti:
Se il bambino ha esigenze specifiche, l'infermiera è spesso il primo punto di contatto per indirizzare i genitori ad altri professionisti, come fisioterapisti, logopedisti o nutrizionisti.

Supporto psicologico :

Il passaggio dall'ospedale a casa può essere emotivamente impegnativo per i genitori. L'infermiera è a disposizione per ascoltare, rassicurare e suggerire le risorse appropriate, se necessario.

Coordinamento con il pediatra:

L'infermiera lavora a stretto contatto con il pediatra del neonato, assicurando che il follow-up medico sia coerente e risponda alle esigenze specifiche del bambino.

Partecipazione alla ricerca :

Molti infermieri neonatali partecipano a studi longitudinali, seguendo i neonati che hanno assistito per capire l'evoluzione della loro salute e contribuire al progresso delle conoscenze.

Il monitoraggio post-neonatale da parte dell'infermiera è essenziale per garantire un'assistenza olistica al neonato. Grazie alla loro presenza, competenza e dedizione, le infermiere forniscono una sicurezza inestimabile ai genitori e svolgono un ruolo decisivo per la salute e lo sviluppo del bambino.

Il passaggio alle cure pediatriche

Il mondo della neonatologia è unico e specializzato. Ma, come la metafora del bocciolo che si trasforma in fiore, arriva il momento in cui il neonato lascia questo bozzolo protettivo e viene integrato nel continuum delle cure pediatriche. Questa transizione è essenziale per garantire la continuità delle cure e per sostenere le famiglie in questa nuova fase della vita del loro bambino.

Valutazione iniziale :

Una volta che il bambino è pronto per essere dimesso dall'unità neonatale, viene effettuata una valutazione completa per verificare lo stato di salute del bambino e identificare eventuali esigenze di assistenza pediatrica.

Preparare i genitori :

La prospettiva di lasciare il mondo rassicurante dell'unità neonatale può spaventare molti genitori. Le équipe mediche si concentrano sull'educazione, preparando i genitori a ciò che li aspetta, dagli appuntamenti regolari con il pediatra alle vaccinazioni e allo sviluppo e alla crescita del bambino.

Pianificare il trasferimento:

In collaborazione con i pediatri, viene redatto un piano di assistenza, assicurando la condivisione di tutte le informazioni rilevanti e la programmazione dei prossimi appuntamenti e follow-up necessari.

Monitoraggio iniziale ravvicinato :

Nelle prime settimane dopo la dimissione dall'unità neonatale, i bambini vengono spesso monitorati da vicino dal pediatra per garantire che la transizione avvenga senza problemi e che continuino a crescere e svilupparsi correttamente.

Integrazione di specialisti :

Per alcuni bambini con esigenze specifiche, altri specialisti potrebbero essere integrati nel loro follow-up, come cardiologi, neurologi o logopedisti.

Supporto emotivo :

Mentre i genitori si adattano a questa nuova fase, è fondamentale offrire loro un sostegno emotivo. Si possono offrire gruppi di sostegno, consulenze con psicologi o altre risorse per aiutarli a superare questa transizione.

Formazione continua :

La crescita e lo sviluppo del bambino non si fermano dopo la neonatologia. I genitori continuano a ricevere informazioni sull'alimentazione, sul sonno, sulle tappe dello sviluppo e su molti altri argomenti rilevanti durante la crescita del bambino.

Il passaggio alle cure pediatriche è una tappa fondamentale nel percorso medico di ogni bambino. Con il giusto supporto, una comunicazione aperta e un'attenta pianificazione, questa transizione può essere resa il più possibile fluida e senza intoppi per il bambino e la sua famiglia.

Capitolo 19

NEUROSVILUPPO IN NEONATOLOGIA

Fondamenti del neurosviluppo
bambino prematuro

La nascita prematura rappresenta una sfida particolare in termini di sviluppo neurologico. Il cervello del neonato prematuro è vulnerabile e plastico, il che significa che è suscettibile di essere influenzato, nel bene e nel male, dall'ambiente circostante. Per comprendere le sottigliezze dello sviluppo neurologico nei bambini prematuri, approfondiamo questo affascinante viaggio di crescita e adattamento.

- Stadio embrionale: la base di tutto
  - Prima della nascita, il cervello fetale è già attivo e getta le basi di quella che sarà la rete neurologica del bambino. I neuroni si formano, migrano e stabiliscono le prime connessioni. Questo è un periodo cruciale e la nascita prematura interrompe questo processo, spostandolo dal grembo materno al mondo esterno.
- Vulnerabilità   del cervello prematuro :
  - A causa della sua maturazione incompleta, il cervello del neonato prematuro è particolarmente vulnerabile alle aggressioni, sia fisiche, come una lesione, sia chimiche, come uno squilibrio di ossigeno. Queste sfide possono avere conseguenze sullo sviluppo cognitivo, motorio e sensoriale.
- Plasticità cerebrale: un'arma a doppio taglio
  - La plasticità si riferisce alla capacità del cervello di rimodellarsi in risposta all'ambiente. È una capacità sorprendente, soprattutto nei bambini prematuri. Può consentire un notevole recupero dalle lesioni, ma significa anche che le esperienze negative possono avere conseguenze durature.

144

Interventi mirati :

L'assistenza neonatale cerca di ridurre al minimo lo stress e di favorire un ambiente favorevole allo sviluppo del cervello. Ciò può comportare metodi come il contatto pelle a pelle, la stimolazione sensoriale controllata o l'uso della musica.

Monitoraggio longitudinale :

Per i neonati prematuri, il monitoraggio dello sviluppo neurologico non si ferma quando lasciano l'ospedale. Valutazioni regolari ci permettono di individuare eventuali ritardi o deficit e di intervenire rapidamente.

Il ruolo dei genitori e degli assistenti:

Il loro ruolo è essenziale per sostenere lo sviluppo neurologico ottimale dei neonati prematuri. La comprensione, la pazienza e l'impegno per interventi appropriati possono fare la differenza.

Ricerca e speranza :

La ricerca sullo sviluppo neurologico dei bambini prematuri sta facendo passi da gigante, offrendo la speranza di interventi migliori e risultati ancora più positivi in futuro.

Lo sviluppo neurologico dei bambini prematuri è un viaggio complesso, pieno di insidie ma anche di resilienza e di potenziale. Grazie ai progressi medici, alla comprensione approfondita degli operatori sanitari e al prezioso sostegno delle famiglie, questi piccoli guerrieri hanno tutte le possibilità di raggiungere il loro pieno potenziale.

Impatto dell'assistenza e dell'ambiente sul cervello in via di sviluppo

Lo sviluppo del cervello di un neonato è un processo complesso e dinamico, in particolare per i bambini nati prematuri. Ogni esperienza, ogni stimolo, ogni carenza può lasciare un'impronta su questo cervello in via di maturazione. Comprendere l'impatto dell'assistenza e dell'ambiente è fondamentale per ottimizzare lo sviluppo neurologico dei neonati.

L'ambiente sensoriale :
Nonostante il loro ruolo vitale, le unità neonatali possono essere luoghi rumorosi e luminosi. Il cervello dei neonati, in particolare di quelli prematuri, è sensibile a questo sovraccarico sensoriale. Un ambiente calmo, un'illuminazione discreta e un'esposizione limitata ai rumori forti possono favorire uno sviluppo cerebrale sano.

Esperienze positive :
Interventi come il contatto pelle a pelle, le voci rassicuranti dei genitori e il tocco delicato aiutano a rafforzare le connessioni neurali. Questa stimolazione positiva può persino ridurre gli effetti delle esperienze stressanti.

Stress e dolore :
Le procedure mediche, anche se necessarie, possono causare stress o dolore al neonato. L'esposizione ripetuta allo stress può influenzare il modo in cui il cervello affronta lo stress a lungo termine.

Nutrizione :
Il cervello ha bisogno di un'alimentazione adeguata per svilupparsi correttamente. Un apporto ottimale di nutrienti, in particolare di acidi grassi omega-3, è essenziale per la

mielinizzazione dei neuroni e la formazione delle sinapsi.

Interazione sociale :

Le prime interazioni dei neonati con le persone che li accudiscono e con i genitori giocano un ruolo decisivo nello sviluppo delle loro competenze sociali ed emotive. Il sostegno emotivo costante, le risposte adeguate alle loro esigenze e la stimolazione interattiva sono fondamentali.

Arricchire l'ambiente :

Un ambiente ricco di stimoli appropriati può accelerare lo sviluppo del cervello. Questo include giocattoli appropriati, musica e persino la lettura ad alta voce.

Sicurezza e attaccamento :

Il senso di sicurezza, rafforzato da un forte attaccamento alle figure genitoriali, ha un impatto profondamente positivo sullo sviluppo cerebrale. Promuove la crescita emotiva, cognitiva e sociale.

L'impatto dei farmaci :

Alcuni farmaci somministrati durante l'assistenza neonatale possono avere effetti sul cervello in via di sviluppo. È quindi essenziale monitorare attentamente i neonati che assumono farmaci.

L'importanza del sonno :

Il sonno svolge un ruolo fondamentale nel consolidamento della memoria e nella maturazione del cervello. Garantire cicli di sonno regolari e indisturbati è quindi essenziale.

I primi giorni, settimane e mesi di vita di un bambino sono fondamentali per il suo sviluppo neurologico. Ogni intervento, ogni scelta di ambiente, ogni interazione gioca un ruolo nel plasmare il loro futuro neurologico. Comprendendo e rispettando queste sfumature, gli assistenti e i genitori possono fornire le migliori basi possibili per la crescita e lo sviluppo di queste giovani vite.

Strategie per sostenere sviluppo neurale ottimale

Il cervello di un neonato è una meraviglia in continua evoluzione, paragonabile a una tela bianca che assume gradualmente nuovi colori con ogni nuova esperienza. Mentre le basi del cervello sono in gran parte determinate dalla genetica, sono l'ambiente, la cura precoce e l'interazione che lo modellano realmente. Si possono adottare diverse strategie per ottimizzare lo sviluppo neurale:

- Stimolazione sensoriale appropriata:
  Esporre i neonati a stimoli variegati ma non sovraccarichi, come texture morbide, musica rilassante o odori materni, può rafforzare le connessioni neuronali.
- Contatto pelle a pelle :
  Questa pratica, nota anche come 'metodo del canguro', non solo stimola la produzione di ossitocina, l'ormone dell'attaccamento, ma promuove anche lo sviluppo cognitivo ed emotivo.
- Interazione vocale :
  Parlare, cantare o semplicemente sussurrare al suo bambino stimola il suo sviluppo uditivo e rafforza il loro legame.
- Nutrizione ottimale :
  Il giusto apporto nutrizionale, ricco di acidi grassi essenziali, proteine e micronutrienti, è fondamentale per lo sviluppo del cervello.

Ambiente stabile :
Un ambiente prevedibile e rassicurante, in cui i bambini si sentono sicuri e a proprio agio, favorisce uno sviluppo neurale tranquillo.

Stimolazione visiva :
Gli oggetti in movimento, i contrasti e i colori possono aiutare a sviluppare la visione del bambino, anche se bisogna evitare una stimolazione eccessiva.

Riduzione dello stress :
Un ambiente tranquillo, routine rassicuranti e interventi medici delicati possono aiutare a ridurre i livelli di cortisolo, l'ormone dello stress, nei neonati.

Giochi ed esplorazione :
Quando i bambini crescono, fornire loro giocattoli adatti all'età e incoraggiarli a esplorare il loro ambiente contribuisce alla plasticità del cervello.

Lettura :
Anche se i bambini non capiscono le parole, ascoltare le storie e guardare le immagini stimola la loro immaginazione e curiosità.

Legame emotivo :
Le interazioni calde, amorevoli e premurose non solo rafforzano il legame genitore-figlio, ma stimolano anche lo sviluppo emotivo e sociale del bambino.

Esercizio fisico appropriato :
Attività come il movimento delle braccia e delle gambe del bambino, o sessioni di "ginnastica per bambini", possono rafforzare la coordinazione e lo sviluppo motorio.

Stimolazione cognitiva :
Fare giochi semplici, risolvere piccoli problemi e interagire con l'ambiente aiuta a stimolare il pensiero e la memoria.

Combinando la cura tenera con la stimolazione appropriata, possiamo aiutare a scolpire il paesaggio neurale del bambino, gettando le basi per un futuro cognitivo, emotivo e sociale soddisfacente.

Capitolo 20

CURE PALLIATIVE IN NEONATOLOGIA

Quando e perché sono necessari

Le cure palliative in neonatologia riguardano la gestione complessiva dei neonati con malattie limitanti la vita o condizioni incompatibili con il prolungamento della vita. Non si tratta solo di cure di fine vita, ma di un approccio che mira a migliorare la qualità di vita del neonato e della sua famiglia.

Quando necessario :
- **Gravi anomalie congenite:** alcuni bambini nascono con anomalie che non possono essere corrette chirurgicamente o che comporterebbero una grande sofferenza o una scarsa qualità di vita.
- **Condizioni neurologiche gravi:** gravi lesioni cerebrali, anomalie cromosomiche o malattie metaboliche possono limitare la durata e la qualità della vita del neonato.
- **Disfunzione d'organo multisistemica: ad esempio,** grave insufficienza cardiaca, renale o respiratoria che non risponde al trattamento.
- **Esito inevitabile:** nei casi in cui la morte è imminente, indipendentemente dagli interventi.

Perché sono necessari:
- **Sollievo dal dolore e comfort: le** cure palliative assicurano che il neonato riceva i farmaci e le cure necessarie per essere il più confortevole possibile, riducendo al minimo il dolore e l'angoscia.
- **Sostegno emotivo e psicologico:** offrono supporto ai genitori e alle famiglie, aiutandoli a gestire le emozioni complesse e il lutto.
- **Decisioni informate:** forniscono ai genitori informazioni complete e comprensibili per aiutarli a prendere decisioni informate sull'assistenza al loro bambino.

Rispetto dei desideri della famiglia: le cure palliative tengono conto dei valori, delle convinzioni e dei desideri della famiglia riguardo alla cura del figlio.

Continuità assistenziale: offrono continuità assistenziale, assicurando che le esigenze del neonato e della sua famiglia siano soddisfatte in ogni fase, dalla diagnosi all'esito, compreso il supporto post-mortem per la famiglia.

Approccio multidisciplinare: coinvolge un team di pediatri, infermieri, assistenti sociali, psicologi, terapisti spirituali e altri specialisti per fornire un'assistenza olistica.

La neonatologia, nonostante i suoi progressi, si trova ad affrontare momenti in cui il recupero o la sopravvivenza prolungata non sono possibili. In questi momenti, le cure palliative in neonatologia offrono un barlume di umanità, garantendo che ogni neonato sia trattato con dignità, amore e rispetto e che ogni famiglia sia sostenuta nel suo percorso.

Come affrontare l'assistenza Fine vita con compassione

Affrontare le cure di fine vita richiede grande sensibilità, empatia e comprensione. Per gli operatori sanitari, non si tratta solo di una sfida clinica, ma anche emotiva, in cui l'approccio umano viene prima di tutto. Ecco come si può fare con compassione:

Ascolto attivo: essere veramente presenti e ascoltare attivamente il paziente e la sua famiglia ci permette di comprendere le sue paure, i suoi bisogni e i suoi desideri. Fornisce uno spazio per esprimere i loro sentimenti senza giudicare.

Comunicazione aperta: è essenziale comunicare in modo chiaro, onesto e sensibile. Le informazioni devono essere fornite in modo comprensibile, rispettando i sentimenti e le convinzioni del paziente e della famiglia.

Presenza e disponibilità: a volte, la semplice presenza di una persona premurosa può offrire grande conforto. Assicurare al paziente e alla sua famiglia che lei è disponibile a soddisfare le loro esigenze o semplicemente ad essere presente con loro è inestimabile.

Supporto emotivo: riconoscere e convalidare le emozioni del paziente e della famiglia. Offrire un sostegno psicologico o una terapia di supporto può essere utile.

Rispettare i desideri del paziente: ognuno ha i propri desideri e le proprie convinzioni riguardo alla fine della vita. È essenziale rispettare queste scelte, siano esse mediche, spirituali o culturali.

Attenzione ai dettagli: le piccole cose, come creare un'atmosfera tranquilla nella stanza o suonare la musica preferita del paziente, possono fare una grande differenza.

Sostegno spirituale: per coloro per i quali la fede è importante, fornire un sostegno spirituale o facilitare l'accesso ai servizi religiosi può essere una fonte di conforto.

Continuità dell'assistenza: garantire una transizione fluida tra l'assistenza ospedaliera e quella a domicilio, o tra diversi fornitori, in modo che il paziente si senta sempre assistito e compreso.

Sostegno alla famiglia: anche la famiglia sta attraversando un momento difficile. Offrire sostegno, istruzione e risorse può aiutarli a superare questo periodo con forza e resilienza.

Gestione del dolore: si assicuri che il paziente sia il più possibile a suo agio, gestendo in modo appropriato il dolore e altri sintomi fastidiosi.

Riflessione personale: in qualità di operatore sanitario, prendersi del tempo per riflettere sui propri sentimenti e sulle proprie convinzioni riguardo alla fine della vita può aiutarla ad essere più presente e compassionevole.

Avvicinarsi alle cure di fine vita con compassione significa guardare oltre la malattia e riconoscere il valore intrinseco e la dignità di ogni individuo. È in questi momenti toccanti che si rivela il cuore della professione medica, dove la scienza incontra l'umanità.

Sostegno alle famiglie durante questi momenti delicati

Nel tumultuoso mondo della neonatologia, mentre le équipe mediche si concentrano sulla cura vitale dei neonati, è altrettanto fondamentale ricordare le famiglie che navigano in queste acque inesplorate. Per molti, questi momenti segnano un complesso mix di gioia, ansia, speranza e incertezza. Sostenere queste famiglie in questi momenti delicati non è solo un gesto gentile, ma una parte essenziale del processo di guarigione e benessere.

Il cuore di questo sostegno è il riconoscimento che ogni famiglia è unica. Alcuni cercano di capire ogni dettaglio medico, mentre altri annegano sotto il peso delle informazioni. Alcuni trovano conforto nella solitudine, altri nella compagnia. L'ascolto diventa quindi lo strumento più prezioso. Ascoltando attivamente, l'équipe medica può identificare le esigenze specifiche di ogni famiglia e adattare il supporto di conseguenza.

Ma ascoltare non è sufficiente. Le famiglie devono essere rassicurate sul fatto che il loro bambino sta ricevendo la migliore assistenza possibile. Devono sentirsi parte integrante del team di cura. Ciò significa tenerli informati, coinvolgerli nelle decisioni mediche, ove possibile, e rispettare le loro scelte e convinzioni.

Anche le risorse educative giocano un ruolo fondamentale. Fornendo informazioni chiare e comprensibili sulle condizioni mediche, i trattamenti e le procedure, le famiglie si sentono più padrone e meglio attrezzate per sostenere il proprio figlio.

Tuttavia, il supporto emotivo rimane essenziale. Le famiglie hanno bisogno di spazi dove poter esprimere le loro paure, piangere le loro perdite, celebrare le piccole vittorie e trovare la speranza nei momenti più bui. Questo può essere facilitato da team di supporto psicologico, gruppi di supporto tra pari o semplicemente da un membro dell'équipe medica disposto a sedersi e condividere un momento.

Sostenere le famiglie in questo momento delicato è un atto di umanità che riconosce la complessità e la profondità dell'esperienza umana. È una pacca rassicurante sulla spalla, uno sguardo compassionevole, un orecchio che ascolta e, soprattutto, un cuore aperto alla vulnerabilità dell'altro. Nel balletto dell'assistenza neonatale, è questo sostegno che fornisce la musica silenziosa ma potente su cui danza la speranza.

Capitolo 21

AMBIENTE E LAYOUT DELL'UNITÀ NEONATALE

L'importanza di un ambiente adatto: luce, suono, temperatura

La neonatologia è molto più di una semplice scienza medica; è un'arte delicata di bilanciare la tecnologia all'avanguardia con l'istinto umano primordiale. Il cuore di quest'arte è la creazione di un ambiente ottimale per i neonati, in particolare per quelli prematuri o che necessitano di cure intensive. L'ambiente, influenzato da fattori come la luce, il suono e la temperatura, svolge un ruolo essenziale nello sviluppo e nel benessere del neonato.

Prendiamo la **luce, per esempio**. Nel grembo materno, il feto è protetto dalla luce diretta e brillante. Nell'unità neonatale, un'illuminazione morbida e discreta imita questo ambiente, riducendo al minimo la stimolazione eccessiva e incoraggiando cicli di sonno regolari, essenziali per lo sviluppo cerebrale e fisico. Inoltre, gli studi hanno dimostrato che i periodi di buio possono aiutare a regolare il ritmo circadiano dei neonati prematuri, favorendo un sonno sano e un migliore aumento di peso.

Il suono è altrettanto fondamentale. Le unità neonatali possono essere rumorose, con allarmi continui, conversazioni e rumore di macchinari. Un ambiente troppo rumoroso può aumentare lo stress dei neonati, influenzando la frequenza cardiaca, la respirazione e i livelli di ossigenazione. Per ridurre al minimo questi effetti, le unità sono spesso progettate per attutire il rumore e il personale è addestrato a parlare a bassa voce. I suoni rilassanti, come il battito cardiaco della madre o una dolce ninna nanna, possono anche essere utilizzati per calmare un neonato agitato.

Infine, la **temperatura è di** vitale importanza. I neonati, soprattutto quelli prematuri, non hanno ancora sviluppato la capacità di regolare efficacemente la loro temperatura corporea. Una temperatura ambiente controllata, combinata con l'uso di coperte riscaldate o incubatrici, aiuta a mantenere una temperatura corporea stabile, essenziale per la crescita e il metabolismo.

Ognuno di questi elementi, presi singolarmente, può sembrare piccolo, ma insieme formano un insieme armonioso, un bozzolo di cure che sostiene ogni momento della fragile vita di un neonato. In questo ambiente attentamente orchestrato, ogni dettaglio conta, riflettendo la delicatezza e la profondità dell'impegno dell'équipe medica nel fornire la migliore assistenza possibile. In definitiva, è questa attenzione meticolosa all'ambiente che spesso fa la differenza tra la sopravvivenza e la prosperità di queste piccole creature.

Design e layout : dell'unità tradizionale alle unità familiari centrate

Il mondo dell'assistenza neonatale, un tempo dominato da sterili visioni di incubatrici in fila e monitor lampeggianti, ha subito una trasformazione radicale negli ultimi decenni. Questa evoluzione, guidata da una migliore comprensione delle esigenze emotive e fisiologiche dei neonati e delle loro famiglie, ha ridefinito il concetto stesso di progettazione e layout delle unità di cura neonatale.

Tradizionalmente, le unità neonatali erano spazi clinici, funzionali e ottimizzati per il personale infermieristico. Le incubatrici erano spesso raggruppate in una grande stanza, consentendo al personale di assistenza di monitorare molti neonati contemporaneamente. Sebbene questa configurazione fosse certamente efficiente da un punto di vista operativo, spesso trascurava l'aspetto umano dell'assistenza. I genitori si trovavano in disparte, potendo interagire con il loro bambino solo per brevi periodi e spesso separati da una lastra di vetro.

La consapevolezza dei benefici delle **unità incentrate sulla famiglia** ha portato a una riprogettazione delle unità neonatali. Questi spazi sono progettati per mettere le famiglie al centro dell'assistenza, riconoscendo il loro ruolo essenziale come partner di cura per i loro bambini. In queste unità, i genitori dispongono di uno spazio proprio, spesso dotato di un divano o di un letto, che consente loro di stare vicino al bambino giorno e notte. Questa presenza costante dei genitori è stata associata a risultati migliori per i neonati, tra cui una dimissione più precoce dall'ospedale, un migliore aumento di peso e una maggiore stabilità emotiva.

Ma la transizione verso unità familiari centrate non riguarda solo l'aggiunta di spazio per i genitori. Si tratta di una trasformazione che tiene conto della luce naturale, dei colori rilassanti, dei materiali naturali e della riduzione del rumore. Il risultato è un ambiente che non solo sostiene il benessere del bambino, ma anche quello dell'intera famiglia.

Questa transizione da un design puramente clinico a uno spazio incentrato sulla famiglia non è solo una questione di estetica o di comfort. Si tratta di riconoscere l'importanza dei legami emotivi nel processo di guarigione, di accettare che i genitori non sono semplici visitatori, ma protagonisti della cura del loro bambino, e di adattare l'ambiente di conseguenza.

Questi cambiamenti nella progettazione e nella disposizione delle unità neonatali rappresentano un'evoluzione verso un approccio più olistico all'assistenza, dove il benessere emotivo e fisico dei pazienti e delle loro famiglie è al centro di ogni decisione.

Impatto sul benessere dei neonati, delle famiglie e del personale

Il design e la struttura di un'unità neonatale non sono semplicemente una questione di estetica o di funzionalità; hanno un effetto profondo sul benessere di tutte le persone coinvolte. I neonati, le famiglie e anche il personale medico traggono tutti vantaggio da un'unità ben progettata.

Per i neonati: un ambiente ottimizzato, incentrato sul benessere del bambino, promuove uno sviluppo sano. Le unità che tengono conto della luce naturale, riducono al minimo i livelli di rumore e offrono spazi favorevoli al contatto pelle a pelle tra genitore e bambino contribuiscono a una crescita e a uno sviluppo più stabili nei neonati. Inoltre, un ambiente sereno e meno stressante può avere un'influenza positiva sui ritmi circadiani del bambino, sull'aumento di peso e persino sulla sua capacità di combattere le infezioni.

Per le famiglie: la genitorialità di un bambino in un'unità neonatale può essere un'esperienza traumatica e stressante. Le unità incentrate sulla famiglia riconoscono e valorizzano il ruolo del genitore come partner nell'assistenza. Offrono uno spazio in cui i genitori possono riposare, ricaricarsi e trascorrere del tempo di qualità con il loro bambino. Questo non solo rafforza il legame tra genitore e bambino, ma dà anche ai genitori un senso di coinvolgimento e di controllo, riducendo lo stress e l'ansia.

Per il personale: anche gli infermieri, i medici e il resto del personale traggono vantaggio da un ambiente ben progettato. Gli spazi di lavoro progettati ergonomicamente migliorano l'efficienza, riducono l'affaticamento e minimizzano gli errori. Gli spazi dedicati al relax e al recupero possono aiutare a gestire lo stress insito in questo tipo di lavoro. Inoltre, lavorando in un'unità che valorizza la collaborazione tra assistenti e famiglie, il personale si sente spesso più soddisfatto e valorizzato nel suo ruolo, il che può tradursi in una migliore fidelizzazione del personale e in una migliore qualità dell'assistenza.

Prendere in considerazione tutti gli aspetti del benessere, per i pazienti, le loro famiglie e il personale medico, è un investimento che ripaga. L'impatto si misura non solo in termini di risultati medici migliori, ma anche in termini di soddisfazione, relazioni rafforzate e un'esperienza complessiva migliore per tutti.

Capitolo 22

GESTIONE DELLE DELLE INFEZIONI NELLE UNITÀ NEONATALI

Prevenzione, rilevamento e Trattamento delle infezioni comuni

Nel delicato contesto dell'assistenza neonatale, la prevenzione delle infezioni è di vitale importanza. I neonati, in particolare quelli prematuri, hanno un sistema immunitario immaturo, che li rende particolarmente vulnerabili alle infezioni. La gestione di queste infezioni richiede un approccio integrato che comprende la prevenzione, la diagnosi precoce e il trattamento adeguato.

1. Prevenzione :

- **Misure igieniche:** la prima linea di difesa contro le infezioni è un'igiene impeccabile. Ciò include il lavaggio frequente e meticoloso delle mani e l'uso di guanti, camici e mascherine sterili quando maneggia i neonati.
- **Isolamento:** I neonati che si sospetta o si conferma siano portatori di un'infezione devono essere isolati per evitare la diffusione.
- **Profilassi antibiotica:** in alcuni casi, gli antibiotici possono essere somministrati come misura preventiva, soprattutto nei neonati ad alto rischio.
- **Vaccinazioni:** alcune vaccinazioni possono essere somministrate fin dalla nascita, come ad esempio il vaccino contro l'epatite B.

2. Rilevamento :

- **Monitoraggio continuo:** il monitoraggio regolare dei segni vitali può fornire indizi di una possibile infezione.
- **Segni clinici:** irritabilità, letargia, temperatura corporea instabile, difficoltà respiratorie o alimentari possono essere indicatori di infezione.
- **Esami di laboratorio: vengono prelevati** campioni di sangue, urina o cerebrospinale per rilevare la presenza di batteri o altri agenti patogeni.

3. Elaborazione :

   Terapia antibiotica: una volta confermata l'infezione, si inizia un ciclo mirato di antibiotici. È fondamentale scegliere l'antibiotico appropriato in base all'agente infettivo identificato.

   Supporto per le funzioni vitali: nei casi più gravi, può essere necessaria un'assistenza respiratoria o cardiovascolare.

   Nutrizione: garantire un'alimentazione adeguata è fondamentale per sostenere la crescita del bambino e aiutare a combattere le infezioni.

   Educazione dei genitori: I genitori devono essere informati sui segni dell'infezione e sulle misure da adottare a casa, in particolare per quanto riguarda l'igiene e la gestione dei farmaci.

La neonatologia richiede una vigilanza costante. Una stretta collaborazione tra il personale infermieristico e le famiglie è essenziale per prevenire, individuare e trattare le infezioni in modo efficace, garantendo così le migliori possibilità di recupero per questi esseri fragili.

Protocolli di igiene

La neonatologia, con la sua popolazione altamente vulnerabile, richiede un approccio altamente specializzato all'igiene. I protocolli igienici sono rigorosi ed essenziali per prevenire le infezioni nosocomiali, che possono avere conseguenze gravi o addirittura fatali per i neonati.

1. Igiene delle mani :

   Frequenza: le mani devono essere lavate prima e dopo ogni interazione con un neonato, dopo aver toccato superfici potenzialmente contaminate e prima di eseguire procedure sterili.

Tecnica: il lavaggio delle mani deve durare almeno 30 secondi, utilizzando un sapone delicato e una tecnica appropriata per coprire tutte le superfici. L'uso di soluzioni idroalcoliche può essere consigliato in assenza di sporco visibile.

2. Dispositivi di protezione personale (DPI) :

Guanti sterili: indossati per tutte le procedure invasive o a contatto con le secrezioni.

Camici, maschere e occhiali: utilizzati quando c'è il rischio di spruzzare secrezioni corporee o durante procedure specifiche.

3. Igiene ambientale :

Pulizia regolare: le superfici, i pavimenti, gli apparecchi e le attrezzature devono essere puliti e disinfettati regolarmente, utilizzando prodotti adeguati.

Gestione dei rifiuti : I rifiuti biomedici devono essere smaltiti in modo sicuro, secondo protocolli rigorosi.

4. Igiene delle apparecchiature mediche:

Sterilizzazione: tutte le apparecchiature che entrano in contatto diretto con il neonato (sonde, cateteri) devono essere sterili.

Uso singolo: i dispositivi monouso devono essere scartati dopo un solo utilizzo per evitare la contaminazione incrociata.

5. Isolamento :

Casi di infezione: I neonati con un'infezione confermata o sospetta devono essere messi in isolamento per evitare la diffusione ad altri pazienti.

6. Formazione e consapevolezza:

Personale infermieristico : Deve essere regolarmente formato e aggiornato sui protocolli igienici.

Famiglie: devono essere sensibilizzate sull'importanza delle misure igieniche, in particolare del lavaggio delle mani, quando sono a contatto con il bambino.

7. Monitoraggio e feedback :

Monitoraggio epidemiologico: consente di rilevare rapidamente eventuali epidemie o aumenti di infezioni e di adattare i protocolli di conseguenza.

Feedback: incoraggiare il personale a segnalare eventuali carenze o problemi osservati nell'applicazione dei protocolli per un miglioramento continuo.

Il rispetto rigoroso di questi protocolli di igiene neonatale è fondamentale per garantire la sicurezza dei neonati affidati alle nostre cure. Tutti i soggetti coinvolti, dai medici alle famiglie, hanno un ruolo da svolgere in questa catena di prevenzione.

Vaccinazione e profilassi in neonatologia

La neonatologia è un'area delicata in cui vengono curati i neonati, molti dei quali sono prematuri e hanno un sistema immunitario immaturo. Questo li rende particolarmente vulnerabili alle infezioni. Fortunatamente, la scienza medica ha sviluppato modi per proteggere questi piccoli pazienti attraverso la vaccinazione e la profilassi.

1. Vaccinazione in neonatologia :

Importanza: anche in questa tenera età, alcune vaccinazioni sono essenziali per proteggere i neonati da malattie potenzialmente fatali.

Vaccino BCG: somministrato in alcune parti del mondo per proteggere dalla tubercolosi.

Vaccino contro l'epatite B: la prima dose viene spesso somministrata poco dopo la nascita, soprattutto se la madre è portatrice del virus dell'epatite B.

Vaccinazione passiva: in alcuni casi, ai neonati vengono somministrate immunoglobuline, che sono anticorpi prefabbricati, per fornire una protezione temporanea contro alcune malattie.

2. Profilassi in neonatologia :

Profilassi antibiotica: in alcuni neonati ad alto rischio, gli antibiotici possono essere somministrati fin dalla nascita per prevenire una possibile infezione batterica.

Profilassi antivirale: per i neonati esposti a virus come l'HIV, si possono somministrare farmaci antivirali come profilassi.

Profilassi della malattia emolitica del neonato: le madri Rh-negative che danno alla luce un bambino Rh-positivo possono ricevere un'iniezione di immunoglobuline anti-D per prevenire questa condizione nelle gravidanze successive.

Profilassi della retinopatia della prematurità: in alcuni casi, l'ossigenoterapia rigorosamente controllata viene utilizzata per prevenire questa malattia oculare nei bambini prematuri.

3. Considerazioni specifiche :

Consenso: I genitori devono essere informati di tutti i benefici, i rischi e le alternative prima di somministrare un vaccino o un trattamento profilattico.

Monitoraggio: dopo la vaccinazione o la profilassi, è fondamentale monitorare i neonati per verificare eventuali effetti collaterali o reazioni.

Pianificazione: è necessario redigere un calendario vaccinale appropriato per garantire che il neonato riceva tutte le dosi necessarie di ciascun vaccino.

La vaccinazione e la profilassi svolgono un ruolo cruciale in neonatologia, fornendo una linea di difesa contro malattie che altrimenti potrebbero avere conseguenze devastanti per questi piccoli pazienti. La chiave è un'attuazione attenta, una comunicazione trasparente con i genitori e un monitoraggio accurato per garantire la sicurezza e il benessere del neonato.

Capitolo 23

PERCORSI DI CARRIERA ATIPICI : GEMELLI, MALFORMAZIONI, ECC.

Gestire situazioni complesse e rare

La neonatologia, sebbene si concentri sulla cura dei neonati, comprende un'ampia gamma di condizioni mediche, dalle più comuni alle più rare. Queste situazioni complesse richiedono non solo competenze mediche all'avanguardia, ma anche una finezza nella comunicazione e una comprensione empatica delle famiglie interessate.

1. Riconoscimento e diagnosi :
   - **Monitoraggio attento:** di fronte a sintomi atipici, il monitoraggio costante del neonato è essenziale per individuare i primi segni di una condizione rara.
   - **Diagnosi differenziale:** utilizzare un approccio metodico per eliminare le cause comuni e indirizzare le indagini verso condizioni più rare.
   - **Tecnologie all'avanguardia: L'**uso della diagnostica genetica e molecolare può aiutare a identificare condizioni rare.
2. Intervento e gestione:
   - **Piano di trattamento personalizzato:** ogni condizione rara può richiedere un approccio unico, che combina terapie standard con trattamenti sperimentali o innovativi.
   - **Consulenza specialistica:** può essere necessario rivolgersi a esperti in settori specifici, a volte anche a livello internazionale, per ottenere consigli o raccomandazioni terapeutiche.
   - **Adattabilità: i** protocolli stabiliti potrebbero non esistere per alcune condizioni rare, richiedendo flessibilità e creatività nella gestione.
3. Supporto emotivo e psicologico:
   - **Comunicazione con le famiglie:** spiegare la natura complessa della condizione e le possibili incertezze con empatia, e fornire informazioni chiare e oneste.

- **Supporto psicologico:** offrire ai genitori incontri con psicologi o assistenti sociali per aiutarli a gestire lo stress e le emozioni.
- **Reti di supporto:** indirizzare le famiglie verso associazioni o gruppi di supporto specializzati in condizioni rare, per condividere esperienze e ottenere consigli.

4. Collaborazione interprofessionale:
   - **Team multidisciplinare: la gestione delle** condizioni rare può richiedere l'esperienza di molti specialisti, dalla genetica alla chirurgia.
   - **Ricerca e formazione: la** collaborazione con i centri di ricerca e gli istituti accademici può fornire preziose intuizioni e contribuire alla formazione continua del team di cura.

5. Anticipazione e pianificazione:
   - **Piano a lungo termine:** prevedere le esigenze future del neonato durante la crescita, in particolare in termini di monitoraggio medico, sviluppo e supporto educativo.
   - **Transizione all'assistenza pediatrica specialistica:** Assicurare una transizione fluida dal reparto neonatale ad altre specialità che si occuperanno del bambino durante la crescita.

Le situazioni complesse e rare in neonatologia mettono alla prova le competenze e la resilienza del team medico. Richiedono una combinazione di conoscenze, competenze cliniche, compassione e collaborazione per fornire la migliore assistenza possibile ai neonati e sostenere le loro famiglie attraverso sfide inaspettate.

Coordinamento delle cure
per situazioni multiple

In neonatologia, non è raro incontrare neonati con diverse complicazioni simultanee, che richiedono un'assistenza multidisciplinare. Garantire un coordinamento efficace delle cure in queste situazioni è essenziale per ottimizzare il benessere del neonato e sostenere la sua famiglia.

1. Valutazione iniziale :
Non appena il bambino nasce, viene effettuata una valutazione approfondita. Questa valutazione deve essere completa, in modo da identificare le varie condizioni o anomalie che possono colpire il bambino. I test e gli esami, dai più semplici ai più sofisticati, vengono utilizzati per stabilire una diagnosi precisa.

2. Stesura di un piano di assistenza:
Una volta identificate tutte le condizioni, viene redatto un piano di assistenza. Questo piano deve prendere in considerazione la gravità di ogni condizione, il modo in cui possono interagire tra loro e le priorità di trattamento.

3. Coinvolgimento di specialisti:
A seconda delle complicazioni diagnosticate, possono essere coinvolti diversi specialisti:
- Cardiologi per problemi cardiaci,
- Neurologi per le complicazioni neurologiche,
- Ortopedici per i disturbi muscolo-scheletrici,
- E molti altri.

4. Comunicazione interdisciplinare:
Gli incontri regolari tra gli operatori sanitari sono essenziali. Questi scambi aiutano a garantire un'assistenza coerente, a monitorare i progressi del bambino, a regolare i trattamenti e a coordinare le cure.

5. Supporto per i genitori :
I genitori spesso si trovano in difficoltà di fronte alle complessità della cura del proprio figlio. Devono essere informati, sostenuti e coinvolti nelle decisioni. Incontri

regolari con l'équipe medica, gli psicologi e gli assistenti sociali possono aiutarli a superare questo periodo difficile.

6. Monitoraggio in corso:
Un follow-up regolare è essenziale per monitorare i progressi delle varie condizioni, l'efficacia dei trattamenti e per individuare eventuali nuove complicazioni. La cartella clinica del bambino deve essere aggiornata e accessibile a tutti i professionisti coinvolti.

7. Pianificazione della gita:
Quando è il momento di lasciare l'unità neonatale, viene redatto un piano di dimissione completo. Questo piano deve includere tutte le informazioni relative all'assistenza domiciliare, ai farmaci, ai futuri appuntamenti medici e alle misure di supporto disponibili.

Il coordinamento dell'assistenza in neonatologia è un processo complesso, ma essenziale per garantire il benessere dei neonati in molteplici situazioni. Ogni professionista sanitario ha un ruolo chiave da svolgere e la collaborazione, la comunicazione e l'impegno sono al centro di questo processo.

Casi di studio e feedback

Si immerga nel mondo reale della neonatologia attraverso casi di studio e feedback. Queste storie vere, tratte dalla realtà clinica, offrono una prospettiva unica sulle sfide, i successi e le lezioni apprese nella cura dei neonati. Riflettono non solo la scienza medica, ma anche l'umanità e la compassione che circondano questo settore specializzato.

1. Il caso di Léo :
Léo è nato a 25 settimane di gestazione e pesava poco più di mezzo chilo. I suoi primi giorni sono stati caratterizzati da una sofferenza respiratoria che ha richiesto

l'intubazione. Nel corso delle settimane, con l'attenzione costante del team di neonatologia, Léo è progredito, nonostante gli alti e bassi.

Feedback: La perseveranza, la pazienza e la collaborazione tra i professionisti e la famiglia sono fondamentali per superare le sfide dei neonati molto prematuri.

2. Il caso di Aisha :

Aisha, nata a termine, ha sviluppato un grave ittero il terzo giorno dopo la nascita. Il monitoraggio proattivo ha rivelato l'incompatibilità Rh, che è stata trattata con un'intensa fototerapia.

Feedback: Tutti i neonati, anche quelli nati a termine, possono avere delle complicazioni. Un monitoraggio attento è essenziale.

3. Il caso di Miguel :

Miguel è nato con un complesso difetto cardiaco. Fin dalla nascita, è stato assistito da un team multidisciplinare, che comprendeva cardiologi, chirurghi e infermieri specializzati.

Feedback: Le anomalie congenite possono essere imprevedibili, ma con la giusta preparazione e coordinazione, molti bambini come Miguel possono condurre una vita normale.

4. Il caso di Nora :

Nora, nata prematura, ha contratto un'infezione nosocomiale nell'unità neonatale. Questo ha comportato settimane di antibiotici e cure intensive.

Caso di studio: I protocolli igienici sono fondamentali. Un'infezione può cambiare radicalmente la cura di un neonato.

Ogni caso di neonatologia è unico, ma tutti offrono lezioni preziose. Questi casi di studio illustrano la necessità di una formazione continua, di una stretta collaborazione tra professionisti e di una comunicazione trasparente con le famiglie. Dietro ogni storia non ci sono solo scienza e tecnologia, ma anche una profonda umanità. Queste esperienze servono a ricordare l'importanza del ruolo degli assistenti neonatali e il profondo impatto dei loro interventi.

Capitolo 24

RIABILITAZIONE E FISIOTERAPIA IN NEONATOLOGIA

Importanza della mobilitazione precoce

La mobilizzazione precoce è il processo di stimolare e incoraggiare il movimento e l'attività fisica nei neonati il prima possibile dopo la nascita, in particolare in quelli ricoverati o con esigenze speciali. Questa pratica, sebbene relativamente nuova per la neonatologia, ha guadagnato terreno grazie a numerosi studi che ne dimostrano i potenziali benefici.

1. Sviluppo neurologico :
I primi giorni e le prime settimane di vita di un neonato sono cruciali per lo sviluppo del cervello. La mobilizzazione precoce può svolgere un ruolo nella stimolazione del cervello, facilitando la mielinizzazione dei neuroni e promuovendo la neuroplasticità. Questo può avere implicazioni a lungo termine per lo sviluppo cognitivo e motorio del bambino.

2. Funzione muscolare e ossea :
La mobilizzazione precoce aiuta a rafforzare i muscoli e a migliorare la densità ossea. Per i neonati prematuri, che spesso trascorrono lunghi periodi a letto, questo può prevenire l'atrofia muscolare e promuovere una crescita ossea sana.

3. Stimolazione sensoriale :
Il movimento incoraggia l'interazione con l'ambiente, fornendo stimoli tattili, visivi e uditivi. Queste esperienze multisensoriali sono essenziali per lo sviluppo neurosensoriale.

4. Miglioramento della funzione cardiorespiratoria:
Il movimento attivo e il posizionamento possono aiutare a migliorare la circolazione, l'ossigenazione e la funzione polmonare, riducendo il rischio di complicazioni associate all'immobilità.

5. Benessere emotivo e sociale :
Le interazioni fisiche, come il contatto pelle a pelle con i genitori durante la mobilitazione, rafforzano il legame di attaccamento e forniscono un conforto emotivo al neonato.

6. Preparazione del viaggio :
Un bambino che è stato impegnato attivamente è spesso più vigile, ha un tono muscolare migliore e può essere meglio preparato per il passaggio a casa.

7. Ridurre le complicazioni:
La mobilizzazione precoce può ridurre il rischio di complicazioni come il ritardo nello sviluppo, l'atrofia muscolare e i problemi respiratori, soprattutto nei neonati prematuri.

La mobilizzazione precoce in neonatologia è un approccio incentrato sul paziente che riconosce il potenziale di ogni neonato di crescere e svilupparsi, anche in circostanze mediche avverse. Richiede un team dedicato, risorse adeguate e una formazione specifica. Tuttavia, con una buona pratica e una maggiore consapevolezza, può trasformare il percorso di sviluppo di molti neonati, offrendo una migliore qualità di vita e un futuro più luminoso.

Tecniche e operazioni di routine

La neonatologia, una specialità medica dedicata alla cura dei neonati, in particolare di quelli prematuri e con esigenze mediche speciali, comporta un'ampia gamma di tecniche e procedure. Ecco una panoramica delle tecniche e delle procedure più comuni:

Intubazione endotracheale: questa procedura prevede l'inserimento di un tubo nella trachea del bambino per garantire un passaggio sicuro dell'aria, generalmente come parte dell'assistenza respiratoria.

179

Ventilazione meccanica: utilizzata per i neonati che hanno difficoltà a respirare da soli, questa macchina spinge l'aria nei polmoni attraverso il tubo endotracheale.

Surfattante : Spesso viene somministrato ai bambini prematuri per trattare o prevenire la sindrome da distress respiratorio. Il tensioattivo è una sostanza naturale che riduce la tensione all'interno degli alveoli polmonari.

Fototerapia: metodo utilizzato per trattare l'ittero neonatale. Il bambino viene sottoposto a una luce speciale che aiuta a scomporre la bilirubina, una sostanza che può accumularsi nel sangue del bambino.

Cateterismo venoso centrale: comporta l'inserimento di un catetere in una grossa vena, di solito per somministrare farmaci o nutrienti.

Alimentazione enterale: la somministrazione di nutrienti direttamente nello stomaco o nell'intestino, attraverso un sondino nasale o un sondino gastrico.

Nutrizione parenterale: fornisce nutrienti direttamente nel flusso sanguigno, spesso utilizzata quando la nutrizione enterale non è possibile o è insufficiente.

Ecografia cerebrale: strumento di imaging utilizzato per valutare il cervello dei neonati prematuri, alla ricerca di segni di emorragia o altre anomalie.

Monitoraggio cardiaco: utilizza elettrodi per monitorare la frequenza e il ritmo cardiaco del bambino.

Pulsossimetria: un metodo non invasivo per monitorare i livelli di ossigeno nel sangue.

Ecocardiografia: un'ecografia del cuore per visualizzarne la struttura e la funzione.

Test metabolici: eseguiti per individuare malattie metaboliche o genetiche rare ma gravi.

Test di coltura e sensibilità: vengono utilizzati per diagnosticare e trattare le infezioni.

Ecografia addominale: strumento di imaging per visualizzare gli organi interni dell'addome, spesso utilizzato per diagnosticare o monitorare condizioni come la perforazione intestinale.

Questi interventi, tra i tanti, consentono agli operatori sanitari di monitorare, diagnosticare e trattare una serie di condizioni mediche nei neonati, assicurando che ricevano la migliore assistenza possibile durante questo periodo critico della loro vita.

Lavorare con gli specialisti riabilitazione

La collaborazione con gli specialisti della riabilitazione neonatale è essenziale per garantire un'assistenza completa ai neonati. Questi specialisti svolgono un ruolo fondamentale nel guidare i neonati e le loro famiglie attraverso le varie fasi del recupero e dello sviluppo.

I bambini ricoverati nell'unità neonatale, in particolare quelli prematuri o con esigenze mediche speciali, possono presentare problemi di sviluppo o ritardi in fasi cruciali della loro crescita. È qui che entrano in gioco fisioterapisti, terapisti occupazionali, logopedisti e altri specialisti. Mettono a disposizione la loro esperienza per stimolare lo sviluppo motorio, la coordinazione, la comunicazione e le capacità sensoriali dei neonati.

La stretta collaborazione con questi esperti consente all'équipe neonatale di offrire interventi mirati. Per esempio, un fisioterapista potrebbe aiutare un neonato a rafforzare i muscoli e a sviluppare i movimenti, mentre un logopedista lavorerebbe su abilità come la suzione, la deglutizione e, più tardi, le capacità vocali.

Gli specialisti della riabilitazione possono anche fornire consigli preziosi ai genitori, aiutandoli a capire le esigenze uniche del loro bambino e a mettere in atto strategie per sostenere lo sviluppo del bambino a casa. Questa educazione dei genitori è fondamentale, in quanto getta una solida base per la crescita continua e il benessere del neonato.

La collaborazione non si ferma quando il bambino lascia l'unità neonatale. Spesso, questi specialisti continuano a seguire il bambino durante la sua crescita, assicurandosi che vengano raggiunte tutte le fasi dello sviluppo e fornendo gli interventi necessari.

La collaborazione con gli specialisti della riabilitazione arricchisce l'esperienza neonatale, offrendo un'assistenza olistica che va oltre le cure mediche immediate per abbracciare ogni aspetto del benessere e dello sviluppo del neonato. Questo approccio integrato assicura che ogni bambino abbia la migliore possibilità di prosperare e di raggiungere il suo pieno potenziale.

Capitolo 25

GENETICA
E
NEONATOLOGIA

Introduzione alla genetica in neonatologia

La genetica in neonatologia apre una finestra affascinante sul complesso mondo dell'eredità biologica e sulla sua influenza sulla salute dei neonati. Questa intersezione tra genetica e medicina neonatale offre preziose intuizioni per comprendere, diagnosticare e, in alcuni casi, trattare le condizioni che colpiscono i neonati fin dalla nascita.

1. Le basi della genetica:
Ogni essere umano possiede un insieme unico di informazioni genetiche, o DNA, che determina tutto, dal colore degli occhi alla predisposizione alle malattie. Queste informazioni sono contenute nei geni, che sono organizzati in strutture chiamate cromosomi.

2. Genetica e concepimento:
Al momento del concepimento, l'embrione riceve la metà dei suoi geni da ciascun genitore, dando origine a un insieme unico di informazioni genetiche. È questo processo che determina le caratteristiche ereditarie dell'individuo.

3. Anomalie genetiche in neonatologia:
Alcune anomalie genetiche possono portare a malformazioni congenite o a malattie ereditarie. A volte queste condizioni vengono identificate prima della nascita attraverso test prenatali. Altre volte, vengono scoperte solo dopo la nascita, quando il bambino presenta sintomi specifici.

4. Test genetici in neonatologia:
Esiste una varietà di test genetici disponibili per i neonati. Lo screening neonatale, ad esempio, è una procedura comune che analizza i neonati per una serie di condizioni genetiche, metaboliche ed endocrine.

5. L'impatto della genetica sul trattamento:
La comprensione della genetica di una patologia può avere importanti implicazioni per il trattamento. In alcuni casi, può persino portare a interventi terapeutici specifici o a raccomandazioni per l'assistenza di supporto.

6. Il futuro della genetica in neonatologia:
Con i progressi della tecnologia e della ricerca, il campo della genetica neonatale continua ad evolversi a ritmo sostenuto. Le nuove scoperte potrebbero offrire soluzioni ancora più mirate per i neonati con anomalie o malattie genetiche.

La genetica neonatale è un campo in rapida espansione che promette di migliorare la comprensione, la diagnosi e il trattamento delle condizioni che colpiscono i neonati. Offrendo approfondimenti sul codice genetico unico di ogni individuo, apre la strada alla medicina personalizzata che può essere adattata alle esigenze specifiche di ogni neonato.

Implicazioni per la diagnosi e cura

I progressi della genetica neonatale hanno trasformato il modo in cui affrontiamo la diagnosi e la cura dei neonati. Scavando nel cuore del codice genetico, oggi possiamo prevedere, diagnosticare e, in molti casi, trattare efficacemente condizioni che un tempo erano poco comprese o passavano inosservate.
Fin dai primi momenti di vita, il patrimonio genetico di un bambino può rivelare indizi vitali sul suo stato di salute. Grazie ai moderni strumenti diagnostici, le condizioni rare o potenzialmente pericolose possono essere identificate rapidamente, consentendo un intervento precoce. Questo è fondamentale perché, per molte condizioni neonatali, la velocità di intervento è cruciale per la prognosi.

Al di là della semplice diagnosi, la conoscenza genetica influenza anche l'assistenza. Per esempio, la farmacogenomica, una branca della genetica che studia l'interazione tra geni e farmaci, può aiutare a determinare la dose o il tipo di farmaco più appropriato per un neonato, in base al suo profilo genetico. Ciò consente di evitare effetti collaterali potenzialmente dannosi e di ottimizzare l'efficacia dei trattamenti.

La genetica in neonatologia ha anche importanti implicazioni per le famiglie. Quando viene identificata una condizione genetica in un neonato, questo può portare a sottoporre a test i membri della famiglia, a volte rivelando rischi genetici di cui non erano a conoscenza. Inoltre, grazie a una migliore comprensione della genetica di una condizione, gli operatori sanitari possono offrire un supporto e una consulenza più informati ai genitori, aiutandoli a superare le sfide complesse ed emotive della cura del loro bambino.

Infine, la genetica sta spingendo indietro i confini di ciò che è possibile fare nell'assistenza neonatale. Con l'emergere di terapie geniche innovative, ci stiamo avvicinando al momento in cui le malattie precedentemente incurabili potrebbero essere trattate, o addirittura curate, mirando direttamente ai geni difettosi.

Le implicazioni della genetica neonatale per la diagnosi e l'assistenza sono profonde. Offre interessanti strade per la medicina personalizzata, migliorando le prospettive di molti neonati e illuminando il percorso per la loro cura, sostenendo le loro famiglie lungo il percorso.

Consulenza genetica e supporto alla famiglia

La consulenza genetica in neonatologia si è affermata come elemento centrale dell'assistenza familiare olistica. Combinando scienza, empatia ed educazione, mira a guidare le famiglie attraverso le complessità della genetica, sostenendole emotivamente.

Quando si scopre che un neonato ha un'anomalia genetica o una malattia ereditaria, le emozioni possono essere travolgenti per i genitori. Spesso si pongono domande come: "Perché sta succedendo a noi?", "Cosa significa per il futuro di mio figlio?" o "C'è un rischio per i futuri figli? Qui entra in gioco la consulenza genetica, che offre risposte chiare e concrete a queste domande.

Il consulente genetico, uno specialista formato per interpretare le informazioni genetiche e tradurle in termini comprensibili, assiste i genitori nella loro ricerca di comprensione. Fornisce informazioni dettagliate sulla natura dell'anomalia o della malattia, sulle implicazioni per il bambino e la famiglia e sulle opzioni di trattamento e cura disponibili.

Ma oltre a fornire informazioni, il consulente genetico svolge un ruolo essenziale nel fornire supporto emotivo. Di fronte a una notizia spesso inaspettata, i genitori possono provare un misto di shock, tristezza, rabbia e confusione. Il consulente offre uno spazio sicuro dove i genitori possono esprimere le loro emozioni, fare domande e trovare conforto.

La consulenza genetica non si ferma al periodo neonatale. Man mano che il bambino cresce, possono sorgere domande su aspetti come la scuola, la riproduzione o persino la vita sociale. Il consulente rimane un alleato prezioso, che guida la famiglia in ogni fase del percorso.

Inoltre, il consulente genetico può anche aiutare a valutare i rischi per gli altri membri della famiglia, in particolare i fratelli o i futuri figli. Fornendo informazioni sui test genetici disponibili e consigliando sulle decisioni in materia di procreazione, sostiene la famiglia nel suo complesso.

La consulenza genetica in neonatologia è più di un semplice passaggio di informazioni. Si tratta di una vera e propria partnership tra il consulente e la famiglia, volta a fornire sia conoscenze che sostegno emotivo. Nel complesso e talvolta confuso labirinto della genetica, il consulente funge da guida, ancora e confidente, assicurandosi che ogni famiglia si senta illuminata, sostenuta e compresa.

Capitolo 26

L'IMPORTANZA DEL CONTATTO PELLE A PELLE E IL CONTATTO UMANO

Vantaggi comprovati
contatto pelle a pelle

Il contatto pelle a pelle, spesso chiamato "metodo canguro", è una pratica che incoraggia le madri o i padri a mettere i loro neonati sul petto nudo, promuovendo così il contatto diretto pelle a pelle. Questa tecnica apparentemente semplice ha benefici profondi e scientificamente provati per il neonato, la madre e la relazione genitore-figlio. Ecco un'esplorazione fluida di questi benefici:

Fin dai primi momenti di vita, il contatto pelle a pelle crea un ambiente sicuro per il neonato. Nel calore rassicurante della pelle dei genitori, i bambini trovano uno spazio che ricorda loro il grembo materno. Questo delicato passaggio dal mondo intrauterino all'ambiente esterno stabilizza i ritmi cardiaci e respiratori del bambino. Sente meno stress, il che si traduce in un pianto meno frequente e in un rilassamento palpabile.

Il contatto diretto con la pelle aiuta anche a regolare la temperatura del neonato. La temperatura della madre si adatta naturalmente alle esigenze del bambino, riscaldandosi o raffreddandosi secondo le necessità. Questo è particolarmente vantaggioso per i neonati prematuri, che spesso hanno difficoltà a mantenere la propria temperatura corporea.

A livello fisiologico, il contatto pelle a pelle favorisce anche la colonizzazione della pelle del bambino da parte dei batteri benefici della madre, contribuendo alla formazione di un microbioma cutaneo sano, un primo passo essenziale per la creazione di un sistema immunitario robusto.

Ma i benefici del contatto pelle a pelle vanno oltre la semplice fisiologia. Per la madre, questa intimità aumenta il rilascio di ossitocina, spesso chiamata "ormone dell'amore". Promuove l'attaccamento materno, aiuta a ridurre lo stress post-partum e stimola persino la lattazione, facilitando l'allattamento al seno.

Il metodo canguro ha anche mostrato benefici per lo sviluppo del cervello del bambino. I bambini che hanno beneficiato di un contatto regolare pelle a pelle tendono ad avere una migliore risposta allo stress, migliori abilità sociali e persino una migliore cognizione a lungo termine.

E i benefici non si limitano alla madre e al bambino. I padri che praticano il contatto pelle a pelle con i loro neonati sviluppano anche un attaccamento più profondo e si sentono più coinvolti e competenti nel loro ruolo genitoriale.

Il contatto pelle a pelle è molto più di un semplice abbraccio. È una danza delicata di fisiologia ed emozione, che intreccia un forte legame tra genitore e bambino, gettando le basi per una relazione sana e affettuosa per gli anni a venire.

Attuazione pratica e le istruzioni di sicurezza

L'attuazione del contatto pelle a pelle, sebbene semplice in teoria, richiede alcune precauzioni e linee guida per garantire la sicurezza del neonato e del genitore. L'integrazione di questa pratica nell'assistenza neonatale deve essere effettuata con rigore e attenzione. Ecco una presentazione fluida dell'attuazione pratica e delle istruzioni di sicurezza:

Attuazione pratica :

> **Preparazione**: si assicuri che la stanza abbia una temperatura confortevole per evitare qualsiasi rischio di ipotermia per il bambino. L'ambiente deve essere tranquillo, con un'illuminazione attenuata, se possibile.

> **Posizione**: che si tratti di madre o padre, la persona deve essere in posizione semisdraiata, con un supporto per la schiena. Utilizzi dei cuscini o delle imbottiture per un maggiore comfort.

> **Vestire il bambino**: i neonati devono essere svestiti fino al pannolino e, se possibile, coperti con un cappello per tenere la testa al caldo.

> **Posizionamento**: Posizionare delicatamente il bambino sul petto del genitore, con la testa girata di lato per garantire una respirazione agevole. La testa del bambino deve essere all'altezza del petto, in modo da poter ascoltare facilmente il battito cardiaco del genitore.

> **Coperta**: usi una coperta o un lenzuolo leggero per coprire la schiena del bambino, tenendolo al caldo.

> **Durata**: idealmente, il contatto pelle a pelle dovrebbe durare almeno un'ora o più, in quanto questo dà il tempo sufficiente per attraversare diversi cicli di sonno e di veglia.

Istruzioni di sicurezza :

> **Supervisione**: è essenziale che il genitore sia pienamente cosciente e vigile durante la seduta, evitando farmaci sedativi o eccessiva stanchezza.

> **Non dormire**: per evitare il rischio di cadere o soffocare, il genitore non deve addormentarsi con il bambino sopra di sé. Se il genitore sente che sta per addormentarsi, è meglio rimettere il bambino nella culla.

Respirazione: si assicuri sempre che il naso e la bocca del suo bambino non siano ostruiti e che possa respirare liberamente.

Fumatori: i genitori che fumano dovrebbero evitare il contatto pelle a pelle subito dopo aver fumato, poiché i residui di tabacco possono essere dannosi per il bambino.

Salute del bambino: se il neonato ha particolari problemi di salute, è fondamentale consultare un professionista della salute prima di iniziare la pratica.

Igiene: prima di iniziare la sessione, i genitori devono lavarsi accuratamente le mani.

Il contatto pelle a pelle è un intervento potente che, se attuato correttamente, può offrire una miriade di benefici sia al neonato che al genitore. Tuttavia, la sicurezza deve sempre venire al primo posto.

Capitolo 27

ASSISTENZA OCULISTICA NEONATALE

Capire la retinopatia della prematurità

Per quanto riguarda la maturazione intrauterina, ogni organo si sviluppa al proprio ritmo. L'occhio, il delicato organo che ci apre al mondo esterno, non fa eccezione alla regola. Tuttavia, quando un bambino viene al mondo prematuramente, questo sviluppo viene interrotto e l'occhio potrebbe non essere completamente pronto ad affrontare il nuovo ambiente. È qui che entra in gioco la retinopatia della prematurità (ROP).

La ROP è una condizione che colpisce principalmente i vasi sanguigni della retina, la sottile membrana nella parte posteriore dell'occhio che cattura la luce e ci permette di vedere. Nei bambini prematuri, la vascolarizzazione della retina non è sempre completa. Una volta fuori dal grembo materno, fattori come la fluttuazione dei livelli di ossigeno possono innescare una crescita anomala dei vasi sanguigni. Questi nuovi vasi sono fragili e possono sanguinare, comportando un rischio di distacco della retina e, potenzialmente, di cecità.

È affascinante ricordare che questa condizione era quasi sconosciuta prima dell'avvento della moderna assistenza ai neonati prematuri. È una conseguenza paradossale del successo della medicina moderna: salvando vite più giovani che mai, abbiamo affrontato sfide che la natura non aveva mai previsto.

La comprensione e la gestione della POR richiede una stretta collaborazione tra neonatologi e oftalmologi. Esami retinici regolari dei neonati a rischio sono fondamentali e trattamenti come la terapia laser o la crioterapia possono essere necessari per prevenire le complicazioni.

Ma al di là della scienza e della medicina, il POR ci ricorda che ogni fase dello sviluppo fetale è un miracolo di equilibrio e che la vita, anche nelle sue prime fasi, è allo stesso tempo robusta e vulnerabile. Ci ricorda l'importanza della vigilanza e della prevenzione, ma anche della speranza di fronte alle sfide mediche.

Monitoraggio e trattamento

Il monitoraggio e il trattamento della retinopatia della prematurità (ROP) formano un binomio essenziale nella gestione di questa condizione, assicurando ai nostri pazienti più piccoli la migliore possibilità di preservare la loro vista. Scopriamo come, in una meticolosa coreografia medica, gli specialisti affrontano questa complicazione.

Quando il sole inizia a fare capolino, gli uccelli cantano, segnalando l'inizio di una nuova alba. Allo stesso modo, i primi momenti di vita di un bambino prematuro sono scanditi da segnali, misurazioni e sorveglianza. La POR, con le sue implicazioni potenzialmente gravi per la vista, è oggetto di particolare attenzione.

Monitoraggio: tutto inizia con l'identificazione dei bambini a rischio. In generale, sono i bambini più prematuri, spesso nati prima delle 32 settimane di gestazione o con un peso inferiore a 1.500 grammi alla nascita, che hanno maggiori probabilità di sviluppare la POR. Questi bambini saranno monitorati da vicino da oftalmologi pediatrici specializzati. Utilizzando un oftalmoscopio, l'oculista esamina la retina del bambino alla ricerca di segni di vascolarizzazione anomala. Questi esami iniziano generalmente da 4 a 6 settimane dopo la nascita e continuano fino a quando la retina non è completamente vascolarizzata o la malattia non viene trattata.

Trattamento: se la POR progredisce fino a uno stadio che richiede un trattamento, sono disponibili diverse opzioni.

La terapia laser è la più utilizzata. Ha lo scopo di fermare la crescita di vasi sanguigni anomali 'bruciando' le aree periferiche della retina che non sono adeguatamente vascolarizzate. Un altro metodo è la crioterapia, che utilizza il freddo per raggiungere lo stesso obiettivo. In alcuni casi, possono essere necessarie iniezioni di farmaci o addirittura un intervento chirurgico.

La scelta del trattamento dipende dallo stadio della malattia, dalla sua localizzazione nell'occhio e dalle preferenze dello specialista. Tuttavia, una cosa è costante: la necessità di un intervento tempestivo. Agire precocemente è fondamentale per prevenire le complicazioni a lungo termine della POR, come il distacco della retina o la cecità.

Al di là degli strumenti e delle tecniche, la gestione della POR è una testimonianza della dedizione dei team medici. È la promessa silenziosa fatta a ogni bambino prematuro: "Noi vegliamo su di te, su ogni battito del tuo cuore, su ogni respiro, su ogni raggio di luce che entra nei tuoi occhi. Siamo qui e faremo tutto il possibile per darti il miglior inizio di vita possibile".

Prevenzione e consapevolezza

Nel mondo delicato e ricco di sfumature della neonatologia, la prevenzione e la consapevolezza svolgono un ruolo centrale. Sono i pilastri della salvaguardia di vite fragili e promettenti. Come una dolce melodia che guida i passi di una danza, la prevenzione illumina la strada, mentre la sensibilizzazione crea legami di comprensione ed empatia tra operatori sanitari, genitori e società. Immergiamoci in un mondo in cui ogni gesto, ogni parola e ogni azione contano.

Fin dai primi momenti di vita, la prevenzione è parte integrante dell'assistenza neonatale. Ogni misura, ogni protocollo e ogni raccomandazione è pensata per ridurre i rischi e garantire il benessere dei neonati. Le mani dei professionisti vengono lavate con cura, le aree di cura vengono disinfettate meticolosamente e le attrezzature vengono controllate scrupolosamente. Tutto è orchestrato per prevenire le complicazioni, siano esse infezioni nosocomiali, traumi o errori medici.

Ma la prevenzione va ben oltre le mura delle unità neonatali. Spesso inizia molto prima della nascita, con consigli prenatali ai futuri genitori su argomenti come l'alimentazione, la cessazione del fumo, la limitazione del consumo di alcol ed evitare farmaci potenzialmente dannosi. L'obiettivo di questi consigli è evitare il parto prematuro e garantire una gravidanza sana.

La sensibilizzazione gioca un ruolo altrettanto vitale. Gli operatori sanitari rendono i genitori consapevoli delle esigenze specifiche del neonato, istruendoli sulle cure da prestare, sull'importanza del contatto pelle a pelle e sui segnali a cui prestare attenzione. La sensibilizzazione aiuta anche ad abbattere lo stigma associato alla prematurità o a condizioni mediche specifiche, promuovendo la comprensione e l'accettazione.

A livello sociale, la sensibilizzazione mira a informare il pubblico in generale sulle sfide associate alla neonatologia, a incoraggiare il sostegno e a promuovere la ricerca. È un promemoria dell'importanza della solidarietà e del sostegno della comunità per le famiglie che navigano nel mondo della neonatologia.

In questo modo, prevenzione e consapevolezza vanno di pari passo, formando un'alleanza indissolubile al servizio dei più vulnerabili. In questa danza della vita, ci ricordano che ogni momento è prezioso e che, insieme, possiamo fare la differenza.

Capitolo 28

ASSISTENZA CARDIACA IN NEONATOLOGIA

Difetti cardiaci congeniti: rilevamento e gestione

Nel vasto mondo della neonatologia, l'esistenza di difetti cardiaci congeniti (CHD) rimane una delle principali preoccupazioni degli operatori sanitari. Queste anomalie, che colpiscono il cuore del neonato fin dal momento del concepimento, sono complesse da individuare e da gestire, e richiedono competenze specialistiche e un coordinamento continuo delle cure. Comprendere queste anomalie significa addentrarsi nei misteri del cuore umano.

Il cuore, un organo così vitale, batte fin dai primi momenti del concepimento, spingendo la vita con ogni battito. Ma a volte si verificano anomalie nella sua formazione, dando origine alle CCA. Queste deviazioni possono essere minori o critiche, ma tutte richiedono un'attenzione particolare.

La diagnosi precoce dell'ACC è essenziale. In molti casi, i primi segni possono essere identificati durante le ecografie prenatali. Grazie alla moderna tecnologia, i cardiologi fetali sono in grado di ottenere un'immagine dettagliata del cuore fetale, rendendo possibile l'identificazione di anomalie come i difetti del setto ventricolare, le tetralogie di Fallot o le coartazioni dell'aorta. Quando si sospetta un'anomalia, si possono eseguire esami più dettagliati, come l'ecocardiografia fetale.

Alla nascita, anche i segni clinici possono indicare la presenza di CCA. La cianosi (una sfumatura bluastra della pelle), la sofferenza respiratoria o lo scarso aumento di peso possono allertare il personale medico. Esami come l'ecocardiografia postnatale o l'elettrocardiogramma possono confermare la diagnosi.

La gestione delle CCA è delicata quanto la loro individuazione. Richiede un approccio multidisciplinare, che coinvolge cardiologi pediatrici, cardiochirurghi, infermieri specializzati e, naturalmente, i genitori. A seconda della gravità dell'anomalia, possono essere presi in considerazione diversi interventi: farmaci, cateterismo cardiaco o chirurgia a cuore aperto. Ogni decisione viene presa valutando attentamente i rischi e i benefici per il neonato.

In questo viaggio attraverso l'ACC, il sostegno alle famiglie è fondamentale. La diagnosi di un'anomalia cardiaca in un neonato può essere devastante per i genitori. Gli operatori sanitari hanno un ruolo cruciale da svolgere nel fornire istruzione, supporto e guida, assicurando che ogni famiglia si senta sostenuta e informata in ogni fase.

In definitiva, gli ACC ricordano la fragilità, ma anche la resilienza, della vita. Grazie ai progressi medici, molti bambini nati con queste anomalie possono ora condurre una vita piena e ricca, testimoniando la forza del cuore umano e la determinazione dei team medici che lavorano al loro fianco.

Collaborazione con i cardiologi pediatrici

Nel cuore del complesso mondo della neonatologia, la collaborazione con i cardiologi pediatrici è un passo essenziale per garantire un'assistenza ottimale ai neonati con difetti cardiaci congeniti o altri problemi cardiaci. Questa alleanza professionale, basata sullo scambio di competenze e su una comunicazione trasparente, svolge un ruolo fondamentale nel salvare vite e garantire un futuro sano ai più piccoli tra noi.

I primi giorni di vita di un neonato sono cruciali e quando viene rilevato un problema cardiaco, ogni secondo è importante. È qui che entra in gioco il cardiologo pediatrico, uno specialista del cuore dei bambini, che offre la sua esperienza per decifrare i misteri del giovane cuore. In un'unità neonatale, la sua presenza è sinonimo di speranza, intervento rapido e strategie appropriate.

Non appena si sospetta un'anomalia, sia a seguito di sintomi clinici, di esami di routine o di un'ecografia prenatale, viene chiamato il cardiologo pediatrico. Il suo ruolo? Confermare la diagnosi, valutare la gravità della condizione e definire il piano d'azione. Questo può includere farmaci, procedure non chirurgiche come la cateterizzazione, o un intervento chirurgico più esteso.

Ma al di là di queste competenze mediche, questo specialista svolge un ruolo essenziale come ponte tra la neonatologia e la cardiologia. Lavorando fianco a fianco con i neonatologi, si assicura che l'assistenza fornita sia perfettamente adattata alle esigenze cardiache specifiche di ogni neonato. Questa collaborazione si estende anche alla formazione continua: il cardiologo pediatrico può offrire informazioni e sessioni di formazione ai team di neonatologia, assicurando un aggiornamento costante delle conoscenze.

Il rapporto non si ferma qui. I genitori, spesso ansiosi e sopraffatti dall'incertezza, traggono grandi benefici da questa collaborazione. Grazie alla loro conoscenza approfondita delle patologie cardiache pediatriche, i cardiologi pediatrici sono in grado di spiegare chiaramente la situazione, offrire prospettive e guidare i genitori nel percorso medico del loro bambino.

La collaborazione tra neonatologi e cardiologi pediatrici è molto più di una semplice coesistenza professionale. È la garanzia di un approccio olistico e integrato alle cure, in cui ogni area di competenza viene messa al servizio del benessere del neonato. In questo balletto medico, ogni attore, consapevole dell'importanza del proprio ruolo, si sforza di fare del suo meglio per offrire un futuro radioso a questi piccoli cuori pulsanti.

Casi di studio e ricerca

La neonatologia è un campo ricco e complesso, in cui teoria e pratica sono strettamente intrecciate. I casi di studio offrono agli operatori sanitari un'opportunità unica per imparare, adattarsi e migliorare costantemente i loro metodi. Immergendosi in situazioni reali, sono in grado di comprendere meglio le dinamiche dell'assistenza, le sfide incontrate e le soluzioni implementate.

Immaginiamo Lisa, una bambina prematura nata a 28 settimane, che mostra segni di difficoltà respiratoria fin dai primi momenti di vita. Anche i monitor cardiaci mostrano delle irregolarità. L'équipe neonatale è stata immediatamente allertata e ha chiamato il cardiologo pediatrico per una valutazione. È stato eseguito un ecocardiogramma, che ha rivelato una comunicazione interventricolare (IVC), una condizione cardiaca congenita comune nei bambini prematuri.

Questo caso evidenzia la necessità di un intervento rapido e coordinato. La gestione iniziale comprende la somministrazione di farmaci per sostenere la funzione cardiaca e la ventilazione per aiutare Lisa a respirare. Il cardiologo pediatrico, in stretta collaborazione con il neonatologo, decide l'approccio migliore: monitorare l'evoluzione dell'IVC nella speranza di una chiusura spontanea, oppure considerare l'intervento chirurgico, se necessario.

Un altro esempio è Maxime, un neonato a termine che ha sviluppato un grave ittero nelle prime 48 ore di vita. Nonostante la fototerapia, i suoi livelli di bilirubina hanno continuato a salire, sollevando preoccupazioni su una possibile sindrome di Crigler-Najjar, una rara condizione genetica che colpisce il metabolismo della bilirubina. Il team sta chiamando un genetista per confermare la diagnosi, determinare il tipo di sindrome e guidare il trattamento.

Lo studio di questo caso evidenzierebbe l'importanza della diagnosi precoce, dell'intervento rapido e della collaborazione interdisciplinare nella gestione di condizioni rare ma potenzialmente pericolose per la vita.

Ogni caso clinico neonatale è una finestra su una moltitudine di situazioni cliniche. Offrono preziose opportunità di apprendimento, consentendo ai professionisti di comprendere le sfumature dell'assistenza neonatale, affinare le proprie competenze e garantire una gestione ottimale dei neonati. Sulla base di questi studi, il mondo della neonatologia continua ad evolversi, garantendo un'assistenza sempre più sicura ed efficace per i soggetti più vulnerabili.

Capitolo 29

NEONATOLOGIA E L'AMBIENTE

Impatto degli inquinanti e delle tossine sui neonati

In un mondo in costante evoluzione, le sostanze inquinanti e le tossine presenti nel nostro ambiente suscitano una crescente preoccupazione, soprattutto per quanto riguarda il loro impatto sui soggetti più vulnerabili: i neonati. Queste sostanze, presenti nell'aria che respiriamo, nell'acqua che beviamo o nel cibo, possono avere serie conseguenze sullo sviluppo e sulla salute dei neonati.

Fin dall'inizio della vita intrauterina, il feto è esposto all'ambiente materno. Le tossine possono attraversare la placenta, creando un rischio potenziale per lo sviluppo fetale. Per esempio, fumare durante la gravidanza espone il feto alla nicotina e ad altri composti nocivi, aumentando il rischio di parto prematuro, basso peso alla nascita e problemi respiratori.

I metalli pesanti, come il piombo e il mercurio, possono anche compromettere seriamente lo sviluppo neurologico dei neonati. L'esposizione precoce al piombo, anche a livelli bassi, è associata a disturbi dell'apprendimento e a un QI ridotto. Il mercurio, spesso presente in alcuni tipi di pesce, può disturbare lo sviluppo del cervello e del sistema nervoso.

Gli interferenti endocrini, come i bisfenoli e alcuni ftalati, presenti in molte materie plastiche e prodotti per la casa, sono un'altra grande preoccupazione. Questi composti possono imitare o interferire con gli ormoni naturali del corpo, disturbando il sistema endocrino e riproduttivo.

Anche l'esposizione postnatale, in particolare attraverso l'allattamento al seno, può essere fonte di preoccupazione. Sebbene il latte materno sia ideale per le esigenze nutrizionali del neonato e offra molti benefici immunitari, può anche essere un vettore per la trasmissione di alcune tossine accumulate nel corpo della madre.

L'aria respirata dai neonati è un'altra fonte di esposizione. Gli inquinanti atmosferici, come le particelle sottili e i composti organici volatili, possono aggravare o scatenare condizioni respiratorie come l'asma.

Di fronte a queste sfide, è essenziale un approccio proattivo. Le iniziative globali per ridurre l'inquinamento, combinate con misure individuali come una dieta equilibrata, evitare di fumare o limitare l'esposizione a determinate sostanze chimiche, possono aiutare a proteggere la salute dei neonati.

La scienza sta ancora studiando l'impatto preciso degli inquinanti sulla salute neonatale, ma una cosa è chiara: la prevenzione e la sensibilizzazione sono passi fondamentali per garantire un futuro sano ai nostri bambini.

Iniziative verdi nelle unità neonatali

La crescente consapevolezza dell'impatto ambientale ha portato a una rivoluzione ecologica in vari settori, compreso quello medico. Le unità di neonatologia, consapevoli del loro ruolo cruciale nei primi giorni di vita di un neonato e del grande volume di rifiuti medici che possono generare, non sono rimaste indietro. Hanno intrapreso numerose iniziative per ridurre la loro impronta di carbonio, garantendo al contempo un'assistenza di alta qualità.

Il primo passo per molte unità è stato quello di effettuare un audit ecologico per identificare le aree di miglioramento. Questo ha spesso rivelato che la maggior parte dei rifiuti proveniva da prodotti monouso, come pannolini, guanti, siringhe e altri materiali di consumo medico.

Data questa situazione, sono state prese in considerazione diverse soluzioni:

Riutilizzo e sterilizzazione: anziché gettare sistematicamente dopo un singolo utilizzo, alcune unità hanno investito in apparecchiature sterilizzabili e riutilizzabili. Anche se questo può richiedere un investimento iniziale, riduce notevolmente i rifiuti a lungo termine.

Acquisti eco-responsabili: l'acquisto di prodotti dal design ecologico o realizzati con materiali riciclati e la scelta di fornitori con pratiche sostenibili contribuiscono a ridurre la nostra impronta ecologica.

Gestione dei rifiuti: La gestione selettiva dei rifiuti significa che i rifiuti pericolosi vengono riciclati il più possibile e trattati in modo appropriato.

Risparmio energetico: il passaggio all'illuminazione a LED, l'ottimizzazione dei sistemi di riscaldamento e raffreddamento e l'utilizzo di elettrodomestici ad alta efficienza energetica riducono notevolmente il consumo di elettricità.

Formazione e sensibilizzazione: il personale viene formato sulle migliori pratiche ecologiche e si possono organizzare campagne di sensibilizzazione per i genitori.

Caratteristiche verdi: l'introduzione di piante o giardini verticali può non solo migliorare la qualità dell'aria, ma anche fornire un ambiente più rilassante e naturale.

Iniziative comunitarie: oltre alle pratiche interne, alcune unità organizzano campagne di riforestazione, pulizie locali o sostengono progetti ecologici nella loro comunità.

Queste iniziative dimostrano che è assolutamente possibile conciliare un'assistenza medica all'avanguardia con il rispetto dell'ambiente. Con la volontà e l'impegno, le unità di neonatologia possono svolgere un ruolo di primo piano nella transizione verso un'assistenza sanitaria più sostenibile.

Sensibilizzazione ed educazione

La consapevolezza e l'educazione sono due pilastri fondamentali per garantire il successo di qualsiasi programma di assistenza medica, in particolare in un campo così specializzato come la neonatologia. Il loro obiettivo non è solo quello di garantire la sicurezza e il benessere dei neonati, ma anche di aumentare la fiducia dei genitori e di assicurare una comunicazione aperta tra il personale medico e le famiglie.

Sensibilizzare all'azione:
La sensibilizzazione non è semplicemente la trasmissione di informazioni. Si tratta di un processo volto a risvegliare l'attenzione e la consapevolezza delle persone su questioni specifiche, al fine di spingerle ad agire. Nel contesto della neonatologia, ciò potrebbe significare sensibilizzare i genitori sull'importanza del contatto pelle a pelle, sui segni di infezione in un neonato prematuro o sull'impatto degli stimoli ambientali sullo sviluppo del bambino.

Si possono organizzare sessioni informative, opuscoli, video educativi o workshop interattivi per sensibilizzare i genitori e il personale sulle migliori prassi in neonatologia.

Educare alla comprensione:
L'istruzione, invece, è di più ampio respiro. Mira a dotare le persone delle conoscenze e delle competenze necessarie per comprendere e gestire situazioni complesse. I genitori di bambini prematuri possono sentirsi sopraffatti e ansiosi.

Informarli sulle esigenze specifiche del loro bambino, sui trattamenti disponibili e sulle prospettive a lungo termine può aiutarli a sentirsi più padroni e a partecipare attivamente alle cure del loro bambino.

Implementazione :

Sessioni di formazione: organizzare regolarmente sessioni informative per i genitori su argomenti chiave come l'alimentazione dei neonati prematuri, i segni vitali a cui prestare attenzione e la stimolazione dello sviluppo.

Materiale didattico: fornisca ai genitori opuscoli, libri e risorse online affidabili, in modo che possano imparare al loro ritmo.

Workshop interattivi: organizzare workshop in cui i genitori possano imparare facendo, come ad esempio le tecniche di massaggio infantile o i metodi di allattamento al seno.

Feedback: invitare i genitori che hanno già vissuto l'esperienza neonatale a condividere le loro storie, per offrire speranza e prospettiva alle nuove famiglie.

Valutazione continua: si assicuri che le informazioni siano comprese e applicate effettuando valutazioni regolari e dando spazio alle domande.

La sensibilizzazione e l'educazione non si limitano ai genitori. Anche il personale medico deve essere continuamente formato e aggiornato sugli ultimi progressi della neonatologia. Questa cultura di apprendimento costante assicura che ogni membro del team sia equipaggiato per fornire la migliore assistenza possibile, oltre a essere una guida preziosa per le famiglie che servono.

Capitolo 30

CURA DEI DENTI IN NEONATOLOGIA

L'importanza della salute orale dalla nascita

La salute orale è una parte essenziale della salute generale e inizia alla nascita. Anche se i neonati non hanno ancora i denti, il modo in cui ci prendiamo cura della loro bocca può avere un impatto duraturo sulla loro salute dentale per tutta la vita. Ecco perché la salute orale è così importante fin dall'inizio e come si traduce in abitudini che promuovono un sorriso sano per tutta la vita.

Le basi della salute orale dalla nascita:

- **Prevenire la carie dei denti da biberon**: sebbene siano temporanei, i denti da latte svolgono un ruolo cruciale per la salute orale. Aiutano a masticare, a pronunciare e a conservare lo spazio per i futuri denti permanenti. La carie da biberon può verificarsi quando i liquidi zuccherati, come il latte, il latte artificiale o il succo di frutta, rimangono a contatto prolungato con i denti da latte. Iniziando con una buona igiene orale fin dalla nascita, si può prevenire la comparsa di queste carie.
- **Preparazione per i denti permanenti**: Anche prima che i denti da latte inizino a spuntare, i denti permanenti si stanno già formando sotto la superficie. Una bocca sana fin dalla più tenera età offre un ambiente favorevole allo sviluppo corretto di questi denti.
- **Abitudini alimentari sane**: introdurre fin dall'inizio alimenti sani per l'apparato orale, come verdure ricche di fibre e latticini ricchi di calcio, può aiutare a stabilire abitudini alimentari che promuovono denti sani.

Come promuovere la salute orale fin dalla nascita:

- **Pulizia delicata**: anche prima della comparsa del primo dente, è bene pulire delicatamente le gengive del suo bambino con una garza umida o un panno morbido dopo i pasti, per eliminare i batteri.

Prima visita dal dentista: in genere si raccomanda che i bambini vadano dal dentista prima del loro primo compleanno. Questa prima visita costituisce la base per una cura dentale regolare per tutta la vita.

Fluoro: il fluoro rafforza lo smalto dei denti e previene la carie. Il suo dentista può consigliarle la necessità di assumere integratori di fluoro, a seconda della sua età e delle sue esigenze.

Dieta equilibrata: evitare cibi e bevande zuccherate e concentrarsi su una dieta ricca di nutrienti contribuisce a una salute orale ottimale.

Prevenire le abitudini dannose: è fondamentale evitare o limitare abitudini come il succhiamento del pollice o l'uso prolungato del ciuccio, che possono influire sulla crescita della mascella e sull'allineamento dei denti.

La salute orale fin dalla nascita è molto più che denti puliti. È la base su cui si costruisce una vita di benessere orale. Instillando abitudini sane fin dall'inizio, diamo ai nostri figli gli strumenti necessari per prendersi cura del loro sorriso in ogni fase della loro vita.

Prevenzione ed educazione per i genitori

La prevenzione e l'educazione dei genitori sono un pilastro essenziale per garantire la salute e il benessere dei bambini fin dai primi giorni di vita. Comprendere le sfide della prevenzione significa riconoscere che ogni fase dello sviluppo di un bambino offre opportunità uniche per stabilire abitudini sane, cure adeguate e un attento monitoraggio.

Non appena viene annunciata la gravidanza, i futuri genitori si trovano immersi in un nuovo mondo, pieno di scoperte ma anche di responsabilità. L'educazione inizia qui: come garantire il benessere della madre durante la gravidanza, quali sono i segnali di uno sviluppo fetale sano, come prepararsi al parto. Ma questa educazione non si ferma alla nascita; è solo all'inizio.

I primi mesi di vita del bambino sono cruciali. I genitori imparano a interpretare i bisogni del bambino, a distinguere tra un pianto di fame e uno di dolore. Scoprono l'importanza del sonno, dell'alimentazione e del primo soccorso. Ed è qui che entra in gioco la prevenzione. Comprendendo le esigenze di base del neonato, i genitori possono anticipare ed evitare molti problemi comuni, dalle coliche agli arrossamenti da pannolino.

Ma oltre alle cure primarie, la prevenzione comprende anche aspetti più ampi. Come si crea un ambiente sicuro per un bambino che inizia a gattonare e poi a camminare? Quali sono i giocattoli adatti a ogni fascia d'età e come si possono evitare gli incidenti domestici? Prevenzione significa anche sensibilizzare i genitori sull'importanza delle vaccinazioni, su come riconoscere i sintomi di un'allergia alimentare e su come imparare il primo soccorso.

Educare i genitori significa anche prepararli al loro nuovo ruolo, aiutandoli a comprendere le emozioni che li attraversano, a gestire la stanchezza, lo stress e talvolta il baby blues. Significa dare loro gli strumenti necessari per costruire un rapporto sano con il bambino, per comprendere le basi della psicologia infantile e per sostenere il piccolo nelle sue prime scoperte emotive.

Infine, prevenzione ed educazione significano anche creare una comunità. Significa riconoscere che l'educazione di un bambino non è solo sulle spalle dei suoi genitori, ma fa parte di una dinamica più ampia in cui i professionisti della salute, la famiglia allargata, gli amici e persino la società nel suo complesso giocano un ruolo. Ogni intervento, ogni consiglio, ogni momento di condivisione contribuisce a costruire le solide fondamenta su cui un bambino può crescere.

Quindi la prevenzione e l'educazione dei genitori sono molto più che semplici linee guida: rappresentano un impegno collettivo per la salute, la sicurezza e la felicità della prossima generazione.

Collaborazione con i dentisti pediatrici

Lavorare a stretto contatto con i dentisti pediatrici è essenziale per garantire che la salute dei neonati e dei bambini piccoli sia curata nel suo complesso. Questa collaborazione fa parte di un approccio interdisciplinare in cui ogni specialista contribuisce con la propria esperienza al benessere generale del bambino.

Fin dalle prime settimane di vita, gli operatori sanitari hanno un ruolo chiave nell'educare i genitori alla salute orale del bambino. Molto prima della comparsa del primo dentino, è importante sensibilizzare i genitori sulle pratiche salutari, come evitare le poppate notturne zuccherate, che possono essere un fattore di carie infantile precoce. I dentisti pediatrici possono fornire informazioni preziose sulle cure appropriate, sullo spazzolamento e anche sull'importanza di una prima visita dal dentista prima del primo compleanno del bambino.

La collaborazione non si ferma alla prevenzione. In caso di patologie o malformazioni orali, è essenziale un trattamento congiunto con un dentista pediatrico. Per esempio, una lingua legata (anchiloglossia) può causare problemi di allattamento al seno nei neonati. Uno scambio tra il pediatra, il consulente per l'allattamento e l'odontoiatra pediatrico può portare a una migliore cura del bambino.

Inoltre, alcune condizioni mediche possono avere implicazioni per la salute orale. I bambini con malattie cardiache congenite, per esempio, possono richiedere un'attenzione particolare prima di qualsiasi procedura dentale invasiva, a causa del rischio di endocardite infettiva. Allo stesso modo, alcuni farmaci somministrati ai neonati possono influenzare lo sviluppo dentale, richiedendo un monitoraggio e un intervento precoci.

I dentisti pediatrici possono anche svolgere un ruolo chiave nella diagnosi precoce di alcune malattie. Le anomalie dei denti o della mucosa orale possono essere i primi segni di disturbi sistemici o genetici. Una comunicazione fluida tra il dentista pediatrico e il neonatologo può facilitare la diagnosi precoce e il trattamento appropriato.

La collaborazione tra i professionisti della neonatologia e i dentisti pediatrici è una simbiosi naturale che mira a garantire una salute ottimale del bambino fin dai suoi primi giorni. Apportando il proprio know-how e la propria esperienza, ogni specialista contribuisce a un percorso di cura completo e armonioso, per il benessere del bambino e la tranquillità dei genitori.

Capitolo 31

LE SFIDE
DEL DOLORE
E
SEDAZIONE

Valutazione e gestione del dolore nei neonati

La valutazione e la gestione del dolore nei neonati è di fondamentale importanza, poiché il dolore non trattato può avere conseguenze a lungo termine sullo sviluppo del bambino. Contrariamente ad alcune convinzioni di lunga data, i neonati, compresi quelli prematuri, provano dolore. Riconoscere e trattare questo dolore in modo appropriato è quindi essenziale per il loro benessere.

Valutazione del dolore nei neonati :
La valutazione del dolore nei neonati si basa principalmente su osservazioni comportamentali e fisiologiche. Sono state sviluppate diverse scale di valutazione del dolore specificamente per i neonati, come la scala EDIN (Newborn Pain and Discomfort Scale) e la scala NIPS (Neonatal Infant Pain Scale). Queste scale tengono conto di vari indicatori come le espressioni facciali (smorfie, cipiglio), il pianto, i movimenti del corpo, le variazioni della frequenza cardiaca o della saturazione di ossigeno.

Gestione del dolore :
   Interventi non farmacologici :
      Contatto pelle a pelle: noto anche come metodo Kangaroo, il contatto diretto tra la pelle della madre (o del padre) e quella del bambino ha dimostrato di ridurre la percezione del dolore durante le procedure dolorose.
      Allattamento al seno o somministrazione di soluzioni zuccherine: Lo zucchero (come il saccarosio) somministrato prima di una procedura dolorosa può ridurre il dolore percepito dal bambino.
      Ambiente rilassante: Ridurre gli stimoli luminosi e sonori e avvolgere il bambino in un

ambiente sicuro può aiutare a ridurre lo stress e il dolore.

Dummies: Succhiare può essere calmante per i neonati.

Interventi farmacologici :

Analgesici: si possono usare farmaci come il paracetamolo o l'ibuprofene, sempre dietro prescrizione medica e con particolare attenzione al dosaggio.

Anestetici locali: possono essere utilizzati per procedure specifiche per anestetizzare un'area localizzata.

Sedazione: in alcuni casi, può essere necessaria una leggera sedazione, soprattutto se il bambino deve essere sottoposto a una procedura più invasiva.

L'importanza della formazione e dell'istruzione:
È essenziale che tutti gli operatori sanitari che lavorano in neonatologia siano formati per riconoscere i segni del dolore nei neonati e per utilizzare le scale di valutazione appropriate. Un approccio multidisciplinare, che coinvolga medici, infermieri, farmacisti e altri specialisti, garantirà una gestione ottimale del dolore neonatale.

Riconoscere e gestire in modo appropriato il dolore nei neonati è fondamentale per il loro benessere e sviluppo. Un approccio che combina interventi non farmacologici e farmacologici, adattati a ciascuna situazione, garantirà il comfort del bambino e ridurrà i potenziali effetti negativi del dolore non trattato.

Uso giudizioso di sedativi e analgesici

L'uso di sedativi e analgesici in neonatologia è una questione delicata che richiede un'attenta considerazione.

Questi farmaci hanno un ruolo essenziale, in particolare nel garantire il comfort del neonato durante le procedure dolorose o stressanti e nel trattamento di specifiche condizioni mediche. Tuttavia, il loro uso richiede un'attenta considerazione dei benefici rispetto ai rischi, in particolare nei neonati che hanno un sistema nervoso ancora in via di sviluppo e una fisiologia diversa da quella degli adulti.

Benefici dei sedativi e degli analgesici :
- **Riduzione del dolore e dello stress:** questi farmaci possono ridurre il dolore provato durante procedure come la venipuntura, l'intubazione o l'intervento chirurgico.
- **Stabilità fisiologica:** possono aiutare a stabilizzare parametri come la frequenza cardiaca, la respirazione e la pressione sanguigna durante le situazioni di stress.
- **Facilitare l'assistenza:** in alcuni casi, la sedazione può essere necessaria per interventi medici su neonati agitati o instabili.

Rischi associati :
- **Effetti collaterali: i** neonati possono manifestare reazioni avverse ai farmaci, come depressione respiratoria, disturbi cardiaci o effetti sulla pressione sanguigna.
- **Tossicità neurologica:** alcuni studi suggeriscono che l'esposizione prolungata o ripetuta a sedativi e analgesici può avere conseguenze sullo sviluppo cerebrale dei neonati.
- **Dipendenza e sindrome da astinenza: i** neonati con esposizione prolungata a determinati farmaci, come gli oppioidi, possono sviluppare dipendenza e presentare sintomi da astinenza quando il trattamento viene interrotto.

Raccomandazioni per un uso giudizioso :
- **Valutazione accurata del dolore:** prima di qualsiasi somministrazione, è essenziale valutare il dolore o lo

stress del neonato utilizzando strumenti di valutazione convalidati.

Scegliere il farmaco giusto: deve essere selezionato il farmaco più appropriato per la situazione, tenendo conto del profilo degli effetti collaterali e delle potenziali interazioni con altri trattamenti.

Dosaggio appropriato: il dosaggio deve essere regolato con precisione in base al peso e all'età gestazionale del neonato, ed è fondamentale monitorare regolarmente la risposta del bambino al trattamento.

Stretto monitoraggio: i neonati che ricevono sedativi o analgesici devono essere attentamente monitorati, con misurazioni regolari dei loro parametri fisiologici e l'osservazione del loro stato neurologico.

Ridurre al minimo la durata del trattamento: è consigliabile limitare il più possibile la durata dell'esposizione ai sedativi e agli analgesici e rivedere regolarmente l'opportunità di continuarli.

Educazione e comunicazione: i genitori devono essere informati sulle ragioni della somministrazione di questi farmaci, sui loro potenziali benefici e sui rischi associati.

I sedativi e gli analgesici hanno un posto indiscutibile nella medicina neonatale, ma il loro uso deve essere giudizioso, attentamente considerato e basato su una valutazione continua dei benefici e dei rischi per ciascun neonato.

Tecniche non farmacologiche per alleviare il dolore

Nel contesto neonatale, il dolore può avere effetti negativi a lungo termine sullo sviluppo cerebrale e sul comportamento. Fortunatamente, sono state sviluppate diverse tecniche non farmacologiche per aiutare ad alleviare il dolore nei neonati. Questi metodi offrono il vantaggio di ridurre al minimo l'uso di farmaci e i loro potenziali effetti collaterali, fornendo al contempo un efficace sollievo dal dolore.

Contatto pelle a pelle (metodo Kangaroo): questa tecnica, in cui il neonato viene appoggiato sul petto nudo della madre o del padre, ha mostrato effetti positivi in termini di stabilizzazione della frequenza cardiaca, miglioramento dell'ossigenazione e riduzione del dolore.

Allattamento al seno o soluzione zuccherina: l'allattamento al seno durante le procedure dolorose o la somministrazione di una soluzione zuccherina possono ridurre i segni di dolore nei neonati.

Succhiatore **non nutritivo: la** suzione ha effetti calmanti e analgesici sui bambini.

Avvolgimento o contenzione delicata: avvolgere il bambino in una coperta o in un lenzuolo, permettendogli di muovere le mani verso il viso, può fornire un senso di sicurezza e ridurre la percezione del dolore.

Stimolazione tattile: il massaggio delicato o il tocco terapeutico possono ridurre lo stress e il dolore.

Musicoterapia: la musica soft o le ninne nanne, spesso scelte dai genitori, possono avere un effetto calmante e ridurre il dolore.

Ambiente calmo: ridurre gli stimoli luminosi e sonori intorno ai bambini può ridurre i loro livelli di stress e, di conseguenza, la loro percezione del dolore.

Posizionamento confortevole: posizionare il bambino in una posizione naturale e confortevole, utilizzando cuscini o rotoli, può aiutare a ridurre il disagio.

- **Presenza dei genitori: la** semplice presenza di un genitore vicino, che parla dolcemente o canta, può essere calmante per il bambino.
- **Profumi calmanti:** Alcuni studi hanno suggerito che l'odore della madre, ad esempio, può avere proprietà calmanti per i neonati.
- **Interventi comportamentali:** possono includere tecniche di distrazione, come l'uso di immagini o giocattoli visivi, per distogliere l'attenzione del bambino dal dolore.

È fondamentale notare che l'efficacia di queste tecniche può variare da un neonato all'altro. Inoltre, una combinazione di più metodi può spesso essere più efficace di una singola tecnica. Infine, è fondamentale monitorare costantemente la reazione del bambino per assicurarsi che la tecnica sia ben tollerata ed efficace. La formazione e l'educazione di assistenti e genitori a queste tecniche è essenziale per garantire una gestione ottimale del dolore nei neonati.

Capitolo 32

IL RUOLO DELLA MUSICA
E
ARTE
IN NEONATOLOGIA

Impatto positivo della musicoterapia e l'arteterapia

La musicoterapia e l'arteterapia sono due forme di terapia espressiva che sfruttano i rispettivi poteri della musica e delle arti visive per promuovere la guarigione, il benessere e la crescita personale. Entrambe le terapie offrono una varietà di benefici a popolazioni diverse, dai neonati agli anziani. Sono particolarmente preziose in contesti in cui le parole da sole possono non essere sufficienti per esprimere emozioni o esperienze. Ecco un'esplorazione fluida degli impatti positivi di queste due terapie:

Nel cuore di una stanza illuminata da una luce soffusa, le melodie di uno strumento risuonano, catturando l'attenzione di tutti i presenti. Questa è una scena comune nella musicoterapia, una disciplina che esplora la profondità del rapporto tra le persone e la musica. Le vibrazioni e le melodie della musica hanno il potere di stimolare il cervello, calmare l'anima e rivitalizzare lo spirito. Che si tratti di pazienti con disturbi neurologici, di bambini con esigenze speciali o di anziani che lottano contro la solitudine, la musicoterapia offre un'ancora di salvezza, aiutandoli a esprimere emozioni represse, a migliorare le loro capacità cognitive e persino a rafforzare le loro funzioni motorie.

Nel frattempo, in un altro spazio, l'odore fresco della vernice aleggia nell'aria. Mani di tutte le età sono al lavoro, trasformando tele bianche in caleidoscopi di colori ed emozioni. L'arteterapia offre un rifugio dove si possono rappresentare traumi, ansie e sogni, spesso rivelando prospettive e realtà nascoste. Per coloro che hanno difficoltà a verbalizzare i propri sentimenti, l'arte diventa la loro voce, un mezzo per esprimere ciò che è troppo profondo o doloroso per essere espresso a parole.

L'arteterapia può aumentare l'autostima, costruire la resilienza e offrire un senso di realizzazione.

Combinando musica e arte, queste terapie non convenzionali spesso superano le barriere linguistiche e culturali. Offrono vie di guarigione che i metodi tradizionali possono talvolta trascurare. In un mondo in cui il dolore e la sofferenza sono spesso interiorizzati, la musica e l'arteterapia ci ricordano l'importanza dell'espressione, offrendo un barlume di speranza a chi è alla ricerca di pace e armonia interiore.

Implementazione nelle unità neonatologia

L'introduzione della musica e dell'arteterapia nelle unità neonatali può sembrare inaspettata, ma questi approcci offrono notevoli benefici sia per i neonati che per i loro genitori. In un ambiente spesso caratterizzato da macchine che suonano, luci soffuse e un'atmosfera di ansia, la dolcezza della musica e la creatività artistica possono portare un tocco di normalità e di conforto. Ecco come queste terapie possono essere utilizzate in questo contesto:

Musicoterapia :
- **Ninnananne e canzoni dolci**: i genitori sono incoraggiati a cantare al loro bambino. Il suono della voce del genitore, in particolare della madre, può stabilizzare i ritmi cardiaci e respiratori del neonato e rafforzare il legame genitore-figlio.
- **Strumenti morbidi**: strumenti come ciotole tibetane, campane o xilofoni con toni morbidi possono essere suonati vicino all'incubatrice, fornendo una melodia rilassante che contrasta con i suoni abituali dell'unità.

Musica registrata: playlist accuratamente selezionate con melodie delicate possono essere riprodotte a basso volume per i neonati, aiutandoli a rilassarsi e ad addormentarsi.

Arteterapia :

Creazioni dei genitori: i genitori possono essere incoraggiati a creare opere d'arte per il loro bambino, come disegni o collage, da collocare vicino all'incubatrice. Questo non solo permette loro di sentirsi coinvolti nella cura del bambino, ma anche di gestire il proprio stress.

Fotografia: La fotografia artistica dei neonati può essere un modo meraviglioso per celebrare ogni piccola vittoria nel loro percorso di crescita. Offre ai genitori una prospettiva diversa e positiva sulla situazione.

Diario: incoraggiare i genitori a tenere un diario dei loro sentimenti, speranze e preoccupazioni può servire come sfogo emotivo, aiutando a elaborare l'esperienza neonatale.

La cosa più importante quando si utilizzano queste terapie in neonatologia è garantire la sicurezza e il benessere del neonato. La musica non deve mai essere troppo alta e tutte le interazioni devono essere adattate alle esigenze individuali di ogni bambino. Infine, i terapisti che lavorano in queste unità devono avere una formazione specifica in neonatologia, comprendendo le esigenze uniche di questi pazienti e delle loro famiglie.

Feedback e casi di studio

In neonatologia, i feedback e i casi di studio sono essenziali per evidenziare le sfide e i successi incontrati nella cura dei neonati e per fornire una solida base per migliorare la pratica. Ecco come queste storie e studi possono far luce sul panorama neonatale:

Feedback :

Genitori: Le testimonianze dei genitori che hanno vissuto un'esperienza neonatale offrono spunti preziosi. Possono parlare delle loro ansie, del modo in cui sono stati supportati dall'équipe medica o dei momenti salienti del loro soggiorno.

Personale medico: gli infermieri, i medici e gli altri operatori sanitari possono condividere le proprie sfide e i propri successi, nonché gli insegnamenti che hanno tratto da situazioni particolari. Questo feedback può influenzare i protocolli e la formazione futuri.

Ex pazienti: Da adulti, i bambini possono talvolta ripensare alle loro esperienze come neonati prematuri o pazienti neonatali, offrendo una prospettiva unica e stimolante.

Casi di studio:

Gestione delle complicazioni: Lo studio dettagliato di un caso in cui un neonato ha presentato complicazioni rare può essere uno strumento di apprendimento per i professionisti. Come è stata identificata la situazione? Quali interventi sono stati attuati? Qual è stato l'esito?

Interventi innovativi: Descrivere un caso in cui una nuova tecnica o terapia è stata utilizzata con successo può servire da modello per altre unità neonatali.

Decisioni etiche: i casi in cui è stato necessario prendere decisioni particolarmente difficili, sia che si tratti di dilemmi etici o di situazioni che coinvolgono diverse specialità mediche, possono offrire opportunità di apprendimento sulla comunicazione, sulla collaborazione e sull'etica.

Cure olistiche e alternative: Presentare casi in cui approcci non convenzionali, come la musicoterapia o il tocco terapeutico, sono stati integrati con successo nel piano di cura di un paziente, può incoraggiare altre unità a esplorare questi metodi.

I feedback e i casi di studio offrono un modo concreto per imparare, evolvere e migliorare costantemente l'assistenza neonatale. Queste storie e studi incarnano la realtà delle sfide e dei trionfi del settore, evidenziando la complessità e la bellezza della medicina neonatale.

Capitolo 33

L'IMPORTANZA DELLA CONTINUITÀ CURA

Assicurare una transizione senza problemi tra i diversi livelli di assistenza

Garantire una transizione fluida tra diversi livelli di assistenza è fondamentale, non solo per la continuità e la qualità delle cure fornite ai pazienti, ma anche per ridurre l'ansia delle famiglie e dei pazienti stessi. Questa transizione si trova spesso all'incrocio di una moltitudine di sfide, che vanno dal coordinamento tra diversi operatori sanitari alla comprensione e all'accettazione da parte dei pazienti e delle loro famiglie. Ecco alcuni elementi chiave per garantire che si svolga senza problemi.

1. Comunicazione efficace:
La comunicazione è la pietra angolare di qualsiasi transizione di successo. Gli operatori sanitari di entrambi i livelli di assistenza (da dove il paziente proviene e dove sta andando) devono comunicare in modo efficace per garantire la trasmissione di tutti i dettagli rilevanti.

2. Pianificazione anticipata:
Una transizione di successo non può essere improvvisata. Richiede un'attenta pianificazione, tenendo conto delle esigenze mediche, emotive e sociali del paziente.

3. Educazione del paziente e della famiglia:
I pazienti e le loro famiglie devono essere pienamente informati su cosa aspettarsi durante la transizione. Questo include informazioni sul nuovo ambiente di cura, su ciò che potrebbe essere diverso e su cosa fare se qualcosa va storto.

4. Coordinamento interprofessionale:
La transizione tra diversi livelli di assistenza spesso coinvolge una serie di professionisti della sanità, dai medici e infermieri agli assistenti sociali e ai terapisti. Uno stretto coordinamento tra questi professionisti è essenziale.

5. Follow-up post-transizione :
Il monitoraggio regolare dopo la transizione assicura che i pazienti si adattino bene al nuovo ambiente di cura e consente di identificare e risolvere rapidamente eventuali problemi.

6. Documentazione completa:
Tutti i dettagli rilevanti della storia medica del paziente, i trattamenti in corso, le esigenze e le preferenze devono essere accuratamente documentati e comunicati al momento della transizione.

7. Tenere conto delle esigenze emotive:
La transizione tra diversi livelli di assistenza può essere un momento stressante per i pazienti e le loro famiglie. Offrire un supporto emotivo, attraverso consulenti, gruppi di sostegno o altre risorse, è quindi fondamentale.

8. Sviluppo professionale continuo:
Gli operatori sanitari devono essere regolarmente formati sulle migliori pratiche di transizione assistenziale, per garantire che il processo si svolga nel modo più fluido ed efficiente possibile.

Una transizione agevole tra i diversi livelli di assistenza richiede un approccio olistico, che tenga conto delle esigenze mediche, emotive e sociali dei pazienti. Con un'attenta pianificazione, una comunicazione efficace e una formazione adeguata, è possibile garantire che i pazienti ricevano l'assistenza di cui hanno bisogno, quando ne hanno bisogno.

Collaborazione tra professionisti per una continuità ottimale

La collaborazione tra professionisti è al centro dell'assistenza medica contemporanea. È essenziale per garantire una continuità ottimale delle cure, evitare duplicazioni, ridurre gli errori medici e assicurare una migliore comprensione delle esigenze generali del paziente. Affrontiamo questa collaborazione in modo fluido e inclusivo.

Immagini un balletto accuratamente coreografato. Sul palcoscenico, ogni ballerino è essenziale per l'armonia della performance, apportando il proprio tocco unico per creare l'intero quadro. In medicina, questa danza complessa viene orchestrata ogni giorno tra diversi professionisti. Dai medici di base agli infermieri, dai farmacisti ai fisioterapisti, ogni professionista porta la sua esperienza specifica al capezzale.

In questa sinfonia medica, la comunicazione svolge il ruolo di direttore d'orchestra. La condivisione trasparente e regolare delle informazioni è fondamentale per garantire che tutti i soggetti coinvolti siano sulla stessa lunghezza d'onda. Ciò comporta riunioni di consultazione multidisciplinari, rapporti medici chiari e strumenti tecnologici ad alte prestazioni, come le cartelle cliniche elettroniche, che forniscono un accesso rapido e affidabile alle informazioni del paziente.

Ma al di là della semplice comunicazione, la vera collaborazione richiede fiducia reciproca e profondo rispetto. Ogni professionista deve riconoscere il valore degli altri, comprendere le loro capacità e competenze ed essere pronto a imparare da loro. Si tratta di una danza tra pari, in cui l'ego viene messo da parte a favore del benessere del paziente.

Inoltre, questa collaborazione non si limita alle mura dell'ospedale o dello studio medico. Si estende alla comunità, talvolta coinvolgendo assistenti sociali, insegnanti o familiari. Riconosce che il benessere di un paziente è influenzato da molti fattori, dalla sua situazione socio-economica al suo ambiente familiare.

Anche la formazione continua gioca un ruolo chiave in questo percorso di collaborazione. Gli operatori sanitari non solo devono essere aggiornati nel proprio campo, ma anche comprendere le basi delle altre discipline con cui interagiscono. I workshop interdisciplinari e i seminari congiunti possono aiutare a colmare questo divario.

Il paziente è al centro di questa collaborazione. Non sono semplici spettatori, ma protagonisti di questa danza. Gli operatori sanitari devono sforzarsi di includere i pazienti nelle discussioni, di comprendere le loro esigenze, le loro preoccupazioni e i loro desideri, e di considerarli come partner a pieno titolo nella loro cura.

Quindi, quando tutti questi elementi si uniscono - comunicazione, rispetto, formazione continua e partecipazione attiva del paziente - la collaborazione tra i professionisti può davvero fiorire, garantendo una continuità ottimale delle cure e il miglior risultato possibile per ogni paziente.

Implicazioni per la formazione e pratica

La collaborazione interprofessionale non è un'abilità innata. Deve essere acquisita e perfezionata. In neonatologia, come in altre discipline mediche, la formazione e la pratica sono fondamentali per facilitare questa collaborazione. Se consideriamo le implicazioni di questa collaborazione per la formazione e la pratica, emergono diversi elementi chiave.

1. Integrazione dell'educazione interprofessionale:
È essenziale che le istituzioni mediche ed educative integrino l'educazione interprofessionale fin dall'inizio degli studi di medicina. Ciò consente agli studenti di medicina, infermieristica, farmacia, fisioterapia e altre specialità correlate di imparare fianco a fianco, di comprendere i rispettivi ruoli e di sviluppare le capacità di comunicazione e di lavoro di squadra.

2. Simulazioni e casi di studio:
L'uso di simulazioni e casi di studio consente ai professionisti di mettersi in gioco e di imparare a interagire in scenari reali. Questo rafforza non solo le competenze tecniche, ma anche quelle interpersonali e di comunicazione.

3. Incoraggiare la formazione continua:
La medicina si evolve rapidamente, così come gli approcci collaborativi. I professionisti devono quindi impegnarsi in una formazione continua per tenersi aggiornati sulle migliori pratiche, sulle nuove tecnologie e sulle tendenze della collaborazione.

4. Creare una cultura di rispetto reciproco:
La pratica clinica deve incoraggiare una cultura in cui tutti i membri del team sono apprezzati e rispettati. Ciò include il riconoscimento delle competenze e dei contributi di ciascuno e la creazione di un ambiente in cui tutti si sentano a proprio agio nel condividere le proprie opinioni e preoccupazioni.

5. Stabilire sistemi di comunicazione efficaci:
Un sistema di comunicazione forte è fondamentale per una collaborazione di successo. Questo potrebbe includere riunioni regolari del team, l'uso di cartelle cliniche elettroniche integrate e protocolli chiari per la condivisione delle informazioni.

6. Coinvolgimento di pazienti e famiglie:

I pazienti e le loro famiglie sono membri essenziali del team di cura. I professionisti devono quindi essere formati per comunicare efficacemente con loro, per comprendere le loro esigenze e preoccupazioni e per includerli nel processo decisionale.

7. Valutazione e feedback:

Infine, come per ogni abilità, la collaborazione interprofessionale deve essere valutata regolarmente. I membri del team devono essere incoraggiati a dare e ricevere un feedback costruttivo per continuare a crescere e migliorare.

La collaborazione interprofessionale è un'arte e una scienza, che richiede una formazione formale e una pratica attenta. Integrando questi elementi nella formazione e nella pratica medica, possiamo garantire che tutti i membri del team lavorino insieme in modo fluido e senza interruzioni per fornire la migliore assistenza possibile.

Capitolo 34

FORMAZIONE CONTINUA E PROSPETTIVE FUTURE

L'importanza dell'aggiornamento competenze

In un mondo in cui la tecnologia, la scienza e la società si evolvono a un ritmo frenetico, l'aggiornamento delle competenze è diventato una necessità ineludibile per ogni professionista. Che si tratti di medicina, informatica, istruzione o qualsiasi altro settore, le conoscenze di ieri possono diventare rapidamente obsolete oggi. Mantenersi aggiornati è quindi fondamentale per garantire la pertinenza, l'efficienza e la sicurezza della pratica professionale.

- **Rispondere alla rapida evoluzione della tecnologia e della scienza: i** progressi tecnologici e scientifici sono costanti. Ciò che alcuni anni fa era considerato un'informazione o una tecnica aggiornata, oggi può essere sostituito da nuovi metodi o tecnologie.
- **Garantire la sicurezza:** nel settore medico, ad esempio, utilizzare metodi vecchi o ignorare le ultime scoperte potrebbe potenzialmente mettere in pericolo la vita dei pazienti. Nell'industria, non conoscere gli ultimi standard di sicurezza può causare incidenti.
- **Aumentare l'occupabilità:** in un mercato del lavoro competitivo, chi investe nell'aggiornamento delle proprie competenze ha maggiori probabilità di essere assunto, di progredire nella carriera e di mantenere il posto di lavoro.
- **Adattarsi ad un ambiente in evoluzione: la** società sta cambiando, così come le esigenze e le aspettative di clienti e pazienti. Per rimanere rilevanti e rispondere alle mutate esigenze, è essenziale continuare a imparare ed evolversi.
- **Migliorare la fiducia in se stessi:** padroneggiare le competenze e le conoscenze più recenti nel suo campo le dà la sicurezza di affrontare le sfide professionali.

- **Promuovere l'innovazione:** tenendoci aggiornati sulle tendenze attuali, possiamo anche anticipare i cambiamenti futuri e innovare, invece di seguire semplicemente la tendenza.
- **Soddisfare i requisiti normativi:** in molti campi, ci sono requisiti normativi o professionali che richiedono una formazione continua.
- **Impegno nella professionalità:** l'aggiornamento delle competenze riflette l'impegno nella professionalità, dimostrando la determinazione ad offrire il miglior servizio o la migliore assistenza possibile.

L'aggiornamento delle competenze non è un lusso, ma una necessità. Richiede tempo, impegno e talvolta risorse finanziarie, ma i benefici - sia per l'individuo che per la società nel suo complesso - sono inestimabili. Non solo assicura la pertinenza e la competenza in un mondo che cambia, ma contribuisce anche alla crescita personale e professionale continua.

I progressi della neonatologia : essere all'avanguardia

Nel vasto mondo medico, la neonatologia - la cura dei neonati, in particolare di quelli prematuri - ha visto notevoli progressi nel corso dei decenni. Essere all'avanguardia in neonatologia significa non solo stare al passo con questi sviluppi, ma anche anticipare e partecipare alla prossima ondata di innovazioni. Ecco una panoramica fluida dell'evoluzione di questo campo e della sua importanza nel panorama medico odierno.

Le prime unità di terapia intensiva neonatale (NICU) hanno segnato una rivoluzione nella cura dei neonati, in particolare di quelli prematuri. In precedenza, le possibilità di sopravvivenza per un bambino nato prematuro erano minime. Oggi, grazie ai progressi tecnologici, diagnostici e terapeutici, questi piccoli combattenti non solo hanno una possibilità di sopravvivenza, ma anche una prospettiva di vita di qualità.

I respiratori neonatali, ad esempio, hanno subito notevoli miglioramenti, consentendo una ventilazione più delicata e minimizzando i danni ai polmoni. L'alimentazione, che svolge un ruolo cruciale nello sviluppo di questi bambini, è diventata più personalizzata, tenendo conto delle esigenze specifiche di ogni bambino. I progressi nella nutrizione enterale e parenterale hanno migliorato la crescita e lo sviluppo neurologico.

La farmacologia non fa eccezione. La comprensione della farmacocinetica specifica dei neonati ha portato a un dosaggio più accurato e a una somministrazione più sicura dei farmaci, riducendo gli effetti collaterali.

Al di là della tecnologia e della medicina, l'approccio incentrato sulla famiglia ha introdotto una dimensione olistica nell'assistenza neonatale. Riconoscendo il ruolo cruciale dei genitori e delle famiglie, questo approccio incoraggia la partecipazione attiva dei genitori all'assistenza, rafforzando il legame genitore-figlio fin dall'inizio.

Ma con tutti i progressi arrivano anche nuove sfide. L'innovazione costante richiede una formazione continua per il personale medico, assicurando che l'assistenza fornita sia all'avanguardia della scienza e della tecnologia. I professionisti devono anche navigare nelle acque delicate dell'etica, in particolare quando si tratta di prendere decisioni sulla vita e sulla morte.

La ricerca in neonatologia è in continua evoluzione. Studi recenti hanno esplorato gli effetti benefici delle terapie complementari, come la musicoterapia o il tocco terapeutico, sui neonati in terapia intensiva neonatale. Anche la genetica offre prospettive interessanti per la diagnosi precoce e la gestione delle anomalie congenite.

Essere all'avanguardia del progresso in neonatologia significa avere un piede ben piantato nei progressi attuali, mantenendo un occhio all'orizzonte delle possibilità future. È una danza delicata tra scienza, tecnologia, etica e umanità, e richiede passione, dedizione e una costante volontà di imparare e innovare.

Opportunità di carriera e specializzazioni

La neonatologia, una branca specialistica della pediatria, offre un'affascinante gamma di opportunità di carriera per coloro che sono appassionati di assistenza ai neonati. Diamo un'occhiata alle varie opportunità di carriera e alle specializzazioni in questo campo.
La carriera più ovvia in neonatologia è quella di neonatologo. Questi medici specialisti si dedicano alla cura dei neonati, in particolare di quelli prematuri o con complicazioni alla nascita. Per diventare neonatologo, è necessaria una formazione medica di base, seguita da una specializzazione in pediatria e poi da una sottospecializzazione in neonatologia.

Tuttavia, il mondo della neonatologia non si limita alla medicina. Esiste una moltitudine di professionisti che lavorano in sinergia per garantire il benessere dei neonati. Le infermiere neonatali, ad esempio, svolgono un ruolo cruciale nella cura e nel monitoraggio quotidiano dei neonati. Spesso sono il primo punto di contatto per le famiglie e offrono un sostegno essenziale ai genitori in questo momento delicato.

I fisioterapisti specializzati nell'assistenza neonatale sono formati per lavorare con i neonati che richiedono assistenza respiratoria o che hanno esigenze specifiche in termini di mobilità e sviluppo muscolare. Lavorano a stretto contatto con i medici per sviluppare piani di assistenza adeguati.

Inoltre, data la natura delicata e spesso stressante di questo settore, anche gli psicologi e gli assistenti sociali svolgono un ruolo essenziale. Sostengono le famiglie nelle sfide emotive e sociali, fornendo consigli, risorse e uno spazio per elaborare le complesse emozioni associate alla nascita di un bambino prematuro o malato.

Altre specialità che interagiscono strettamente con la neonatologia includono la genetica medica, la cardiologia pediatrica, la chirurgia pediatrica e la neurologia pediatrica. Ogni specialista apporta un'esperienza unica per affrontare una serie di complicazioni o condizioni.

Al di fuori del contesto clinico, ci sono opportunità per i ricercatori appassionati di neonatologia. Università, istituti di ricerca e persino alcune grandi unità ospedaliere offrono posizioni per coloro che desiderano spingersi oltre le frontiere della conoscenza in questo campo.

Infine, per coloro che hanno un'inclinazione per l'insegnamento, c'è una richiesta di formatori neonatali, sia nelle scuole di medicina, sia nei programmi di formazione infermieristica o nei workshop di sviluppo professionale.

La neonatologia è un campo ricco e multidimensionale che offre una moltitudine di carriere per coloro che cercano di fare la differenza nei primi momenti cruciali della vita umana. Ogni ruolo, che sia direttamente medico o di supporto, contribuisce all'enorme compito di assicurare a questi piccoli il miglior inizio di vita possibile.

Conclusione

La vocazione neonatale :
più che un lavoro,
una passione

La neonatologia, un ambito dedicato ai primissimi momenti della vita, risuona ben oltre i confini di una semplice professione medica. Per coloro che la scelgono, incarna una vocazione profonda, una passione che va ben oltre la semplice pratica clinica. Navighiamo insieme in questa meravigliosa ricerca di significato e dedizione.

Quando si entra in un'unità di cura neonatale, la prima cosa che si percepisce è quell'atmosfera speciale, carica di emozioni contrastanti. C'è la gioia silenziosa che accompagna ogni battito cardiaco che si sente, ogni manina che stringe un dito, ogni sorriso quando una madre stringe il suo bambino per la prima volta. Ma c'è anche la tensione palpabile, il peso della responsabilità che accompagna ogni decisione, ogni intervento. In questo balletto, il personale della neonatologia si muove con una grazia e una determinazione incrollabili.

Questa vocazione nasce spesso da una scintilla, a volte da un'esperienza personale, o semplicemente dal fascino per i miracoli della nuova vita. È il desiderio di stare alla frontiera della vita, dove tutto ha inizio, di essere il custode di queste nuove anime, la guida di queste famiglie nel bel mezzo dello sconvolgimento. Ogni professionista della neonatologia, sia esso medico, infermiere, psicologo o altro, persegue questa ricerca con una dedizione senza limiti.

Ma cosa alimenta questa passione? È vedere queste piccole creature, così fragili eppure così resistenti, lottare ogni giorno? È l'amore incommensurabile negli occhi dei genitori, quel barlume di speranza e gratitudine? O è semplicemente la bellezza insita in questo inizio di vita, l'innocenza e la purezza che ricordano a tutti noi il valore inestimabile di ogni momento?

La neonatologia non è semplicemente una questione di competenze tecniche e conoscenze mediche, anche se queste sono fondamentali. È soprattutto una questione di cuore. Richiede sensibilità, empatia e forza interiore per affrontare situazioni strazianti, ma anche per celebrare ogni piccola vittoria, ogni passo avanti.

Ed è in questa fusione di scienza e anima, abilità e compassione, che risiede la vera essenza della vocazione neonatale. Non è solo una professione, è un impegno profondo nei confronti della vita, un giuramento di accompagnare, proteggere e custodire questi preziosi inizi. Per coloro che scelgono questo percorso, la neonatologia diventa più di una professione: diventa una parte integrante del loro essere, un'eco costante del loro amore per la vita e per l'umanità.

Incoraggiare la prossima generazione: il futuro della neonatologia

Nella luce soffusa di un'unità neonatale, dove ogni secondo conta e ogni gesto può salvare la vita, prende forma il futuro di questi piccoli. Ma allo stesso tempo, sta prendendo forma anche un altro futuro: quello della neonatologia stessa. Incoraggiare la prossima generazione di assistenti a immergersi in questa specialità, ad abbracciare le sue sfide e a portare la sua bandiera, è essenziale per garantire che l'assistenza neonatale continui a progredire.

La neonatologia, con i suoi rapidi progressi tecnologici e le sue scoperte scientifiche, è in continua evoluzione. Questa dinamica richiede una nuova generazione di professionisti che siano appassionati, dedicati e, soprattutto, formati alle tecniche e alle conoscenze più recenti. Queste giovani menti, con la loro freschezza e curiosità, sono la chiave per spingere oltre le frontiere di ciò che sappiamo e possiamo fare per i neonati.

Ma come possiamo ispirare e motivare questi futuri pionieri della neonatologia?

Raccontare le storie. Non c'è niente di più potente che condividere storie reali, momenti di trionfo e di tragedia, per mostrare il profondo impatto di questa professione. Ogni sorriso di un bambino che è sopravvissuto contro ogni probabilità, ogni lacrima versata con una famiglia in un momento difficile, è una testimonianza dell'importanza di questa professione.

Offrire opportunità di apprendimento. I tirocini neonatali, i laboratori pratici e i seminari di ricerca consentono agli studenti e ai giovani professionisti di immergersi nel mondo della neonatologia, di imparare dai migliori e di scoprire la propria passione.

Supporto e tutoraggio. Un solido sostegno da parte di professionisti esperti può fare la differenza nella carriera di un giovane professionista. Un mentore può non solo fornire conoscenze, ma anche ispirare, incoraggiare e guidare.

Evidenziare l'innovazione. La nuova generazione è nata nell'era digitale e ha familiarità con la tecnologia e l'innovazione. Mostrando come la neonatologia si sta evolvendo grazie ai progressi tecnologici, possiamo catturare il loro interesse e incoraggiarli a essere gli innovatori di domani.

Incoraggiare la nuova generazione significa credere nel futuro. Si tratta di riconoscere che, proprio come quei bambini che iniziano la vita con così tanto potenziale, la neonatologia stessa si trova in un punto di crescita, pronta ad essere plasmata da mani nuove e determinate. Il futuro della neonatologia è luminoso, pieno di speranza e di promesse, a condizione di passare la torcia con passione e dedizione.

Il futuro della neonatologia

Il futuro della neonatologia, una specialità medica già all'avanguardia della tecnologia e dell'innovazione, promette di essere un'affascinante convergenza di progressi tecnologici, nuovi approcci terapeutici e una comprensione ancora più profonda delle esigenze dei neonati.

1. Tecnologie avanzate: Il futuro vedrà una crescente adozione di tecnologie come l'intelligenza artificiale e la robotica per favorire la diagnosi precoce e il trattamento delle condizioni neonatali. I monitor connessi potrebbero offrire una sorveglianza in tempo reale, rilevando i primi segni di un problema molto prima che diventi visibile.

2. Genomica e terapie personalizzate: Man mano che il sequenziamento genetico diventa più accessibile, sarà possibile individuare le anomalie genetiche e offrire trattamenti personalizzati fin dai primi giorni di vita.

3. Tecniche meno invasive: verranno sviluppati nuovi metodi di intervento meno invasivi e più precisi, riducendo lo stress e i rischi per il neonato e aumentando le probabilità di successo.

4. Biotecnologia: La stampa 3D potrebbe consentire di creare organi o tessuti su misura per sostituire quelli difettosi nei neonati.

5. Ambiente ottimale: una maggiore ricerca sull'importanza dell'ambiente del neonato (luce, suono, tatto) porterà a unità neonatali ancora più centrate sul paziente, offrendo un'atmosfera il più possibile simile a quella del grembo materno.

6. Un ruolo maggiore per i genitori: Una migliore comprensione dell'importanza del legame genitore-figlio nel processo di guarigione porterà i genitori a essere ancora più coinvolti nell'assistenza, formandoli e sostenendoli in ogni fase.

7. Approcci olistici: il riconoscimento dei benefici dei metodi non convenzionali, come la musicoterapia o il tocco terapeutico, potrebbe diventare parte integrante del trattamento standard in neonatologia.

8. Collaborazione interdisciplinare: il futuro vedrà una collaborazione ancora più stretta tra neonatologi, infermieri, psicologi, terapisti e altri specialisti, garantendo un'assistenza completa al neonato.

9. Tele-neonatologia: con l'espansione della telemedicina, gli specialisti saranno in grado di offrire consigli e consulenze a distanza, assicurando che i neonati, ovunque si trovino, abbiano accesso alle migliori cure possibili.

Il futuro della neonatologia si sta delineando come un'era di cure integrate, in cui tecnologia, scienza e umanità convergono per dare ai neonati il miglior inizio di vita possibile. Pur dovendo affrontare delle sfide, con la passione e la dedizione di coloro che lavorano in questo campo, il futuro dell'assistenza neonatale appare luminoso.

I progressi tecnologici all'orizzonte

Nell'ultimo decennio si è assistito ad una proliferazione esponenziale di tecnologie innovative in diversi campi, e questa tendenza sembra destinata ad intensificarsi in futuro. Che si tratti di salute, energia, trasporti o comunicazioni, i progressi tecnologici stanno plasmando il nostro futuro in modi che non avremmo mai potuto immaginare prima. Ecco alcuni dei progressi tecnologici più promettenti all'orizzonte:

1. Intelligenza Artificiale (AI) e Machine Learning: sebbene queste tecnologie non siano nuove, stanno diventando sempre più integrate in una varietà di settori. L'AI e l'apprendimento automatico possono ora diagnosticare malattie, gestire sistemi energetici complessi e persino comporre musica.

2. Biotecnologia: CRISPR e altre tecniche di editing genetico promettono di rivoluzionare la medicina, offrendo la possibilità di curare le malattie genetiche e di personalizzare i trattamenti medici.

3. Realtà aumentata (AR) e realtà virtuale (VR): oltre al gioco, queste tecnologie hanno un enorme potenziale nella formazione professionale, nell'istruzione, nel design e persino nella medicina.

4. Energia pulita: la ricerca sulle batterie, sulla fusione nucleare e su altre fonti di energia rinnovabile suggerisce un futuro in cui la nostra dipendenza dai combustibili fossili potrebbe diminuire.

5. Veicoli autonomi: dalle auto ai droni per le consegne, la tecnologia dei veicoli autonomi potrebbe trasformare i nostri sistemi di trasporto e ridurre gli incidenti stradali.

6. Internet delle cose (IoT): La connessione di quasi tutti i dispositivi a Internet può portare a città intelligenti, case più efficienti e una migliore comprensione del nostro ambiente.

7. Neurotecnologia: dalle interfacce cervello-macchina alla mappatura del cervello umano, i progressi in questo campo potrebbero trasformare il trattamento delle malattie neurologiche e forse anche migliorare le capacità cognitive.

8. Stampa 3D: oltre alla produzione rapida di prototipi, la stampa 3D ha il potenziale per rivoluzionare la produzione, la medicina (si pensi agli organi stampati) e persino la costruzione di case.

9. Nanotecnologia: l'uso di particelle su scala incredibilmente piccola potrebbe avere enormi implicazioni per la medicina, l'energia e la produzione.

10. 5G e oltre: con l'avvio del roll-out del 5G, questa tecnologia promette velocità di download ultraveloci, latenza ridotta e la possibilità di connettere a Internet un numero ancora maggiore di dispositivi.

L'orizzonte tecnologico è vasto e pieno di promesse. Naturalmente, ogni progresso comporta una serie di sfide, sia etiche che economiche o sociali. Tuttavia, il progresso tecnologico offre opportunità senza precedenti per migliorare la vita, risolvere problemi secolari e aprire nuove strade per il futuro dell'umanità.

Ricerca attuale e le sue implicazioni per la pratica

La ricerca svolge un ruolo fondamentale nell'evoluzione di tutti i campi, compresa la neonatologia. Le scoperte nella ricerca determinano le migliori pratiche, forniscono preziose intuizioni sulla cura dei neonati e influenzano la direzione futura dell'assistenza sanitaria. Ecco uno sguardo a come la ricerca attuale sta influenzando la pratica neonatale:

1. Metodi di alimentazione: La ricerca ha evidenziato gli straordinari benefici del latte materno per i neonati pretermine, in particolare nella prevenzione della malattia necrotizzante intestinale. Questa consapevolezza ha incoraggiato molte unità neonatali ad adottare politiche proattive per sostenere l'allattamento al seno.

2. Microbioma neonatale: gli studi hanno dimostrato che i primi batteri che colonizzano l'intestino di un neonato possono avere un impatto duraturo sulla sua salute. Di conseguenza, c'è un interesse crescente nel proteggere e promuovere un microbioma sano nel neonato, in particolare attraverso un uso prudente degli antibiotici.

3. Impatto dell'ambiente: La ricerca ha dimostrato l'importanza di un ambiente tranquillo, con luce soffusa e rumore minimo, per lo sviluppo del neonato prematuro. Questo ha portato a cambiamenti nella progettazione delle unità di cura neonatale.

4. Approcci non farmacologici: gli studi hanno evidenziato l'efficacia di tecniche come il tocco terapeutico, la musicoterapia e il contatto pelle a pelle (noto anche come Metodo Kangaroo) per gestire il dolore, confortare i neonati e migliorare l'attaccamento genitore-bambino.

5. Neuroprotezione: la ricerca recente si concentra sull'impatto dell'assistenza e degli interventi sul cervello in via di sviluppo, portando a cambiamenti nel modo in cui l'assistenza viene fornita per ridurre al minimo il rischio di danni cerebrali.

6. Procedure minimamente invasive: i progressi tecnologici e la ricerca hanno portato a procedure minimamente invasive per gli interventi chirurgici, riducendo i rischi associati e accelerando il recupero.

7. Etica e cure palliative: La ricerca sull'etica e sulle esperienze delle famiglie ha plasmato il modo in cui gli operatori sanitari affrontano le decisioni difficili, evidenziando l'importanza di una comunicazione aperta, della compassione e del sostegno quando si prendono decisioni sulle cure di fine vita.

Infine, è fondamentale riconoscere che, sebbene la ricerca possa guidare la pratica, spesso c'è un divario tra i due. L'integrazione dei risultati della ricerca nella pratica clinica richiede una formazione continua, la consapevolezza e la volontà di adattare l'assistenza in base alle nuove conoscenze. La ricerca è un viaggio costante e il suo impatto sulla neonatologia è in continua evoluzione, portando a migliori intuizioni e a una migliore assistenza per i più vulnerabili tra noi.

Visione del futuro: dove potrebbe portarci la neonatologia nei prossimi decenni?

La neonatologia, all'alba di nuove scoperte scientifiche e innovazioni tecnologiche, offre la prospettiva di un futuro in cui ogni neonato avrà la possibilità di una vita sana, anche in presenza di circostanze avverse. Ma quali direzioni potrebbe prendere la neonatologia nei decenni a venire?

Con l'approfondimento della nostra conoscenza del DNA e del genoma umano, sta nascendo una nuova era di medicina personalizzata, che offre possibilità inimmaginabili. Immaginiamo un mondo in cui, fin dai primi momenti di vita, ogni bambino beneficia della mappatura genetica per identificare non solo le potenziali malattie, ma anche il modo migliore per trattarle o addirittura prevenirle.

Allo stesso tempo, la biotecnologia, con l'avvento delle terapie rigenerative, potrebbe aprire porte un tempo considerate impenetrabili. I tessuti danneggiati potrebbero essere riparati, o addirittura sostituiti, utilizzando organi coltivati in laboratorio, dando ai bambini prematuri la possibilità di correggere malformazioni o disfunzioni prima ancora che si manifestino.

L'integrazione della tecnologia nella neonatologia non si fermerà qui. Con l'ascesa della robotica e dell'intelligenza artificiale, possiamo immaginare unità neonatali in cui gli assistenti robotici parteciperanno alla cura dei neonati, monitorando i segni vitali in tempo reale, anticipando le necessità e persino rilevando i primi segni di infezione o altre complicazioni.

La dimensione umana, tuttavia, rimarrà al centro di questa specialità. I progressi tecnologici dovranno essere armonizzati con un approccio olistico all'assistenza. Le unità neonatali di domani saranno probabilmente progettate per incoraggiare una maggiore interazione tra i neonati, le loro famiglie e l'équipe medica. Questi ambienti, progettati per garantire il benessere e l'equilibrio emotivo di tutti gli interessati, contribuiranno a un recupero più rapido e sereno.

La neonatologia di domani, con la sua ricchezza di progressi scientifici e l'accresciuta sensibilità umana, ci promette un futuro in cui ogni neonato, a prescindere dalle sue sfide iniziali, avrà la possibilità di sbocciare pienamente nel mondo che lo attende.

www.ingramcontent.com/pod-product-compliance
Lightning Source LLC
Chambersburg PA
CBHW071201290526

45796CB00008B/100